看護現場ですぐに役立つ

ファシリテーションの秘訣

―カンファレンス，グループワーク，日常コミュニケーションの現状改善のために―

著　國澤尚子・大塚眞理子

総合医学社

執筆者一覧

● **執　筆**（執筆順）

國澤　尚子　　医療生協さいたま地域社会と健康研究所 副所長
大塚眞理子　　宮城大学看護学群看護学類 教授

まえがき

　近年，看護の現場ではチーム活動が見直され，ファシリテーションが意識されるようになってきました．ファシリテーションは，会議やカンファレンス，研修のグループワークなどで議論を活性化するテクニックというイメージが強いようです．そのため，すぐに活発な意見交換が始まるような「魔法の一言」を期待する声を耳にすることがあります．ファシリテーションは決して万能薬ではありませんが，停滞，独裁，反発，無関心などの現状改善の切り札になり得ます．また，ファシリテーションによってお互いの人間性や価値観の理解が深まり，会議やカンファレンスの場面だけではなく，日頃のコミュニケーションも改善されることが期待されます．

　Chapter 1 では，ファシリテーションの基本的な考え方を理解するため，議論が不活発な原因，チーム，リーダーとファシリテータの違いなどについて解説しています．Chapter 2 では，ファシリテーションのスキルの基本を「議論を促進するコミュニケーションスキル」「話し合いの場をつくるスキル」「チーム形成のためのスキル」「議論をリードするスキル」に分けて，できるだけ「こういう場合はどうしたらいいか」という疑問に対する答えが得られるように，具体的に説明しています．Chapter 3 では，研修，カンファレンス，患者・家族へのかかわりにおけるファシリテーションについて整理しました．Chapter 4 では多職種との連携・協働および教育場面におけるファシリテーションについて取り上げました．どの Chapter も複数の事例を提示し，ファシリテーションの場面をイメージしやすいようにしました．

　ファシリテーションは他者と働く人は誰でももつべき能力です．活発な議論のためにファシリテータが行うべきことは，"準備""配慮""個人とチームへの観察"，そして"丁寧なコミュニケーション"です．これらは特別なことではなく，多くの看護師さんたちはすでに実施していることばかりです．本書によって，みなさんがすでにもっているスキルを整理し，それらをファシリテーションスキルに変換していただくことができれば幸いです．

　本書の発行にあたりご尽力くださった総合医学社の皆様に厚くお礼を申し上げます．

2017 年 9 月

國澤 尚子

目　次

Chapter 1　ファシリテーションは現状改善の切り札 （國澤尚子）… 1

1. 似ているけれど少し違う役割 … 3
2. さまざまな場面で活用されるファシリテーション … 4
   1 教育研修型ファシリテーション … 4
   2 合意形成型ファシリテーション … 5
   3 問題解決型ファシリテーション … 5
3. 議論が不活発な原因 … 7
   1 司会者のプレッシャー … 7
   2 正解を探そうとする思考 … 9
   3 「何でもいい」「自由に話していい」という言葉の見えないしばり … 9
   4 ほかのメンバーの影響力 … 10
   5 会議への参加姿勢 … 10
4. チームで取り組む問題解決 … 11
   1 チームの条件 … 11
   2 チームワーク … 13
   3 コンフリクト … 15
   4 対人関係の中での相互作用 … 23
5. リーダーとファシリテータ … 28

Chapter 2　ファシリテーションスキルの基本 （國澤尚子） … 33

1. 議論を促進するコミュニケーションスキル … 34
   1 きくスキル … 35
   2 意味の不一致に気づかせる … 37
   3 話し手の意図と聞き手の受けとめ方の不一致に気づかせる … 38
   4 否定しない … 38

5 受けとめたことを伝えるスキル ……………………………… 40

6 捉え直すスキル ………………………………………………… 42

7 反論を促すスキル ……………………………………………… 44

8 意見の変化を認める …………………………………………… 45

9 メンバーの気になる態度への対応 …………………………… 46

2．話し合いの場をつくるスキル …………………………………… 47

　1 準　備 …………………………………………………………… 47

　2 話し合いのプロセス …………………………………………… 50

3．チーム形成のためのスキル ……………………………………… 56

　1 自己紹介 ………………………………………………………… 56

　2 チームのルール ………………………………………………… 57

4．議論をリードするスキル ………………………………………… 58

　1 コミュニケーションで議論をリードする …………………… 58

　2 図を使って議論をリードする ………………………………… 60

　3 合意形成する …………………………………………………… 66

5．ファシリテータの役割発揮に必要なこと …………………… 67

　1 振り返り ………………………………………………………… 67

　2 ファシリテータとチームの位置関係 ………………………… 69

　3 モデルを示す …………………………………………………… 70

Chapter 3　看護実践に活用するファシリテーション（國澤尚子）… 71

1．研修でのファシリテーション …………………………………… 72

2．カンファレンスでのファシリテーション …………………… 75

　1 一言で変化するカンファレンス ……………………………… 75

　2 医療者と家族の意見が一致しないカンファレンスの場面 ……… 79

3 内容に具体性のないカンファレンスの場面 ……………………………………… 87

3．実践の場でのファシリテーション …………………………………… 96

4．コンフリクトが生じた場合のファシリテーション ……………… 98

1 意見のズレ（ギャップ）を確認させる ………………………………………… 98

2 お互いのコンテクスト（文化・習慣・価値観・規範など考え方の枠組み）
を理解させる ……………………………………………………………………… 99

3 正否を決めさせない …………………………………………………………… 99

4 より合意可能で，合理的で実現可能な方法について議論を促す ………… 99

5 相手の立場で考えさせる ……………………………………………………… 100

6 一致させるべき目標を確認させる …………………………………………… 100

7 対立を解消するアイデアを出させる ………………………………………… 100

5．ファシリテーションスキルが発揮されないとき ………………… 100

1 強制的なリーダーの振る舞いをしている ………………………………… 100

2 偏り ……………………………………………………………………………… 101

3 ファシリテータの役割をとっていない …………………………………… 101

4 日頃の人間関係 ………………………………………………………………… 101

Chapter 4　ステップアップファシリテーション
　　―看護師が実践する多職種連携と教育のためのファシリテーション―（大塚眞理子）
　　……………………………………………………………………………………… 103

1．チーム医療や多職種連携を支えるもの ……………………………… 104

1 患者の治療とケアに携わる多職種の願い ………………………………… 104

2 多職種間のコミュニケーション …………………………………………… 105

3 多職種カンファレンスの実施 ……………………………………………… 106

4 組織の力 ………………………………………………………………………… 107

vii

2．チーム医療や多職種連携を培う専門職連携教育（IPE） ················ 107

1 専門職連携教育（IPE）の特徴 ················ 107

2 基礎教育（資格取得教育）における IPE ················ 108

3 現任教育で行う IPE ················ 108

3．専門職連携教育（IPE）に必要なファシリテーション ················ 109

1 ケース 1：基礎教育（資格取得教育）における IPE のファシリテーション

················ 109

2 ケース 2：現任教育における IPE のファシリテーション ················ 113

4．多職種連携におけるファシリテーション ················ 114

1 専門職連携実践（IPW）の構造 ················ 114

2 IPW コンピテンシー ················ 116

3 ケース 3：IPW を促進するファシリテータ ················ 116

4 ケース 4：機関外のファシリテータが促進する IPW の例 ················ 118

索　引 ················ 121

カバーイラスト：Sudowoodo/Shutterstock.com

Chapter 1

ファシリテーションは現状改善の切り札

ファシリテーションとは，集団における知的相互作用を促進する働き[1]と定義されています．集団[2]とは，何らかの理由・目的があって集まった2人またはそれ以上の人々が，コミュニケーションをとり相互作用しながらつくり上げる社会システムであり，チームは集団の1つの形態です．つまり，ファシリテーションは，共通の目標に向かって協働するようにチームによる知的相互作用を促進し，チームとしての機能が活性化するように働きかけることを意味しています．

会議，委員会，打ち合わせ，カンファレンス，グループワークなど，人々が集まり意見を交換する場はいろいろあります．このような場では，テーマを決める，情報交換する，意見を出し合う，議論する，話の内容を整理する，合意する，結論を出す，評価する，振り返る，などが行われます．メンバー全員が頭を働かせて議論に参加することが期待されますが，司会者，リーダー，一部のメンバーだけが意見を言い，一度も口を開くことがない人もいます．意見交換をするための場で黙っているのは，メンバーとしての役割を果たしているとはいえません．しかし，残念ながらこのような状況は少なくありません．

ファシリテーションは，会議やカンファレンスの停滞，独裁，マンネリ，抑圧などの状況やいら立ち，反発，無関心，緊張などの感情が生じる関係を改善し，効果的な議論ができるようにするための切り札です．

ファシリテーションのポイントは以下の2つ[3]です．

●ファシリテーションのポイント
①活動の内容はチームに任せる
②中立の立場で支援する

①活動の内容はチームに任せる

チーム活動の内容をチームに任せることによって，チームの課題をチームで解決し，成果に対してチームは主体的な立場になります．

チーム活動では，経験のあることやよく知っていることばかりが課題になるわけではありません．また，集められたメンバーは日頃一緒に仕事をしている人とは限りません．そのため，よく知らないことを，よく知らない人と一緒に，情報の解釈や共有，知識の獲得や活用，技術の習得や提供という実践も伴いながら，答えが見えないことに取り組むこともあります．そしてを試行錯誤を繰り返し，メンバーと協力し合いながら，目標達成に向けてお互いの力を出し合い，新たな方法や考え方，価値を創出します（図1）．このチームの成果や達成感は，チームで課題を解

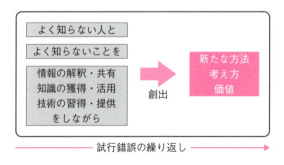

図1　チーム活動による創出

Chapter 1　ファシリテーションは現状改善の切り札

決するからこそ得られるものです.

　ファシリテータが, チームが決めたことに口出しをすると, チームはファシリテータに対して依存的になるか対立関係になってしまいます. そして, いい成果はファシリテータのおかげ, 悪い結果はファシリテータのせいになってしまい, 成果に対するチームの主体性は失われます.

　ファシリテータはあくまでも縁の下の力持ちでなければなりません.

②中立の立場で支援する

　ファシリテータが中立の立場で支援することによって, チームで納得できる成果が得られます. 中立の立場で支援するということは, ファシリテータが誰かの意見を高く評価したり, 誰かに冷たい対応をしたりすることなく, 個々のメンバーに対して公平な態度を示すということです. それがメンバー同士の関係性の公平さを保障することにもなります.

　チーム活動では, 自分の考えとは異なる結論になることが多くありますが, 自分も対等な一員として議論に参加したという実感は, 結論に対する満足感を高めます.

　メンバーがファシリテータの顔色をうかがったり萎縮したりすることなく, メンバー同士の議論が活発に行われるように, ファシリテータは中立を保つ必要があります.

1　似ているけれど少し違う役割

　ファシリテータはファシリテーションをする人を指しますが, 日本語に訳すと協働促進者, 共創支援者[4]です. 最近ではグループワークのときにグループに介入する役割をファシリテータと呼ぶこともあるようです. 似たような意味でテュータが使われることもありますが, テュータは家庭教師, 個人教師を意味し, テュートリアルという教育方法の中でグループを担当する人を指すこともあります. また, アドバイザーは忠告者, 助言者, 顧問などと訳されます. プリセプターはアドバイザーに近い位置づけです. リーダーは指導者, 先導者, 統率者です.

　図2は, 横軸は各役割とメンバーの関係性, 縦軸は役割が発揮される場面をとり, 各役割の範囲を示したものです. ファシリテータがほかの役割と大きく異なるのは, メンバーと上下関係ではないという点です. ファシリテータはメンバーに命令したり, 指示したりすることはありません.

　表1に, 話し合いが停滞したときの各役割の対応を示しました. ただし, 図2に示したように各役割は重なる部分がありますので, ほかの役割のような対応をすることもあります.

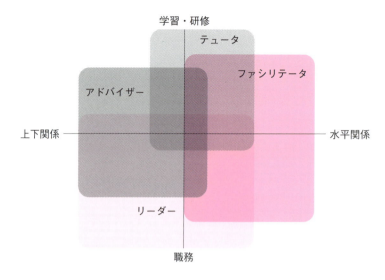

図2　役割の違い

表1　各役割のかかわり方の比較

	かかわり方	意　図
ファシリテーター	何に困っていますか，それを解決するためにはどのようにすればよいと思いますか	困っていることに気づかせて，どうしたらそれを解消できるかを自分たちで考えさせる
テュータ	××について，Aさん説明してみてください	言葉の定義や情報の意味を確認することで知識を深める話し合いにする
アドバイザー	○○のために話し合いがうまくいかないようですので，こうしてみたらどうですか	自分が考えた原因と解決方法を伝える
リーダー	こうやってください	自分が考えた原因と解決方法を実行するよう指示する

2　さまざまな場面で活用されるファシリテーション

　職場，家庭，地域などで教育研修型，合意形成型，問題解決型などのファシリテーションが用いられています．

1 教育研修型ファシリテーション

　教育研修型ファシリテーション[5]は社会教育，学校教育，企業研修，家庭教育など，教育活動の中で用いられます．上司から部下へ，教師から生徒へ，師匠から弟子へ，先輩から後輩へ，上下関係の中で知識や技術が伝達されるタイプの教育に対して，教育研修型ファシリテーションでは考える力，学ぶ力を引き出し，参加者の主体的な学習力を高めることを目指します．

　渡邊[6]は子どもの教育における子どもと教師の関係が「教えられる―教える」教師主導型学習であるのに対して，大人の教育における学習

者と教育者は「学ぶ／おしえる」自己主導型学習が望ましい学習スタイルであると述べています. 「—」はタテの関係, 「／」はヨコの関係を示しており, 「教える」は知識の伝達, 「おしえる」は学習の援助・支援として示されています. この成人学習では学習する側は学ぶ主体として, おしえる側は学習援助・学習支援の専門性を発揮する主体として, 学習の実現に取り組み, 対等で異なる立場から共同作業（協働）していくと捉えています. 教育研修型ファシリテーションは, このような成人学習に合致した方法です.

2 合意形成型ファシリテーション

　合意形成型ファシリテーション[7]は, 成果の良し悪しを測る基準がなく, 結果に正解がない活動において活用されます. 例えば, 患者は自宅に帰りたいと強く望んでいるが家族が患者を介護するのは難しい状況だったとします. このような場合, みんなが納得できる答えを誰かがもっているわけではありません. やってみなければわからない, 終わってみなければ評価ができないようなことには正解はありません. このような場合は, 話し合いのプロセスを通して, 患者も家族も最善だと納得できる方法を選択できるように, 合意の質を高めるようなファシリテーションが必要です.

3 問題解決型ファシリテーション

　問題解決型ファシリテーション[8]は, 会議, ワークショップ, チームや人材の活性化, 業務改善, 事故分析など広く活用されています. 問題解決の場では, 目標達成への意欲や当事者意識をもってチーム活動に参加できるように促します.

　問題解決の場面においては, 解決すべき問題の捉え方そのものが問題解決を阻害することがあります.

　事例1は, トイレ介助中に起こった転倒事故です.

事例1　トイレ介助中に起こった転倒事故

　Aさん（女性, 70代, 脳梗塞後, 右麻痺）は, トイレが自立すれば家に連れて帰ると家族に言われて, 家に帰ることを目標に, リハを頑張っていました. 病棟では, Aさんの希望が叶うように, できるだけトイレ介助をしていました.

　Aさんは身長168cmで, この年代の女性にしては大柄でした. 膝折れしそうになったり, 足がスムーズに動かないことがあったため, 2人介助をすることがありました. 夜間は1人で介助したり, ポータブルトイレを勧めることもありました. 介助の方法は個々の看護師に任されており, 統一されていませんでした.

　その日, Aさんがトイレに行きたいとナースコールを押してきた

とき，病棟は急変の患者と入院の患者への対応に人手がとられ，ナースステーションには看護師になって2年目のB看護師しかいませんでした．B看護師は身長155cmと小柄なほうだったのでAさんのトイレ介助を1人で行ったことはありませんでした．Aさんに，自分が1人で介助するのは危ないので，ポータブルトイレを使うように勧めましたが，Aさんが「今日はリハで調子がよかったので大丈夫，トイレで排泄する」と言い張るので，車いすでトイレに連れて行きました．

　しかし，車いすから立ち上がる途中で，患側から介助していたB看護師のほうに倒れかかってきて，そのまま一緒に転倒しました．幸い，Aさんに怪我はありませんでしたが，B看護師は手関節を骨折しました．

　転倒事故が起こると，同じ事故を起こさないような解決策を見出すためにその原因について話し合います．この転倒事故についてのカンファレンスでは，原因について考えているうちに，悪いのは誰かという話になり，次のような意見が出されました．

- B看護師の判断ミス（Aさんはトイレで排泄できる身体レベルだったのか，AさんはB看護師が1人で介助できる身体レベルだったのか）
- B看護師の技術不足
- きちんと断らなかったBさんのコミュニケーション不足
- 無理を言ったAさん

　誰かが悪いということは，事故は誰かの言動や判断ミスによって起こったということを意味します．そのため，転倒事故を繰り返さないためにはこの事故で起こった状況が再現されないようにすればいいということになり，Aさんをトイレに連れて行かないほうが安全だという雰囲気が生まれます．そして，次のような解決策が承認されました．

- Aさんのトイレ介助は必ず2人で行う
- 介助者が1人しかいない場合は，Aさんにポータブルトイレを使ってもらう
- 以上のことをAさんに説明し，同意を得ておく

　このような解決策になってしまった理由の1つは，そもそも何が問題なのかを話し合うことなく，当然のように「患者が転倒し，看護師が骨折した」ことを問題と捉えているためです．このように問題を捉えると，目標は「患者が転倒しない」になります．

　理由の2つ目は，B看護師以外は，自分は事故の原因に関係していな

いと思っていることがあげられます．Ｂ看護師以外は事故に対する当事者意識が低く，「自分も転倒事故を起こさないようにするためにはどうしたらいいか」ということにのみ関心が向けられているため，真の原因についての話し合いになりません．

本来の看護目標は，Ａさんが家に帰れるように「自立してトイレができるようになる」ことでした．「トイレの自立という目標を下げてしまうと，Ａさんは家に帰れなくなってしまうかもしれない．Ａさんが転倒することなくトイレが自立できるように援助するためには私たちはどうしたらいいか」という当事者意識をもったとしたら，話し合いの方向は変わってきます．

このような状況に陥った背景を追究していくと，Ａさんのトイレ移乗に関する情報が看護師間で共有されていなかったこと，Ａさんの身体状況や心理状況のアセスメントが不十分だったこと，援助方法が統一されていなかったためＡさんのほうが個々の看護師のやり方に合わせてくれていたこと，などに気づくのではないでしょうか．

看護の現場は問題解決の連続です．単に問題が解決するだけではなく，最善かつ効率的な方法による解決が求められます．急変や感染症発生は，現象そのものが問題でありすぐに解決しなければなりません．しかし，転倒事故や慢性疾患増悪による入退院の繰り返し，患者同士のいさかいなど，現象に対応するだけでは問題が解決しないようなことも多々あります．

問題を正しく捉えているかを検討するように促すこともファシリテーションです．

いずれのファシリテーションも一方的な情報提供や課題の投げかけではなく，メンバー同士あるいはファシリテータとメンバーの人としてのかかわりが重視されます．人としてかかわるということは，お互いの価値観，職業観，人生観，倫理観などのさまざまな考え方や人柄を知ることであり，お互いを理解するプロセスも含まれています．同じような場面であってもメンバーの関係性によって話し合いの進み方は異なりますので，対応の仕方もさまざまです．

3 議論が不活発な原因

議論の雰囲気が暗い，一部の人しか発言しない，ありきたりな意見しか出ない，下を向いている人が多い，内職している人がいるなど，議論が盛り上がらず不活発になる原因について考えてみます．

1 司会者のプレッシャー
議論の場で意見が出ない理由の１つに，司会者の言動が参加意欲を低下させてしまうことがあげられます．

3　議論が不活発な原因　　7

会議やカンファレンスなどで司会者（議長）をするとき，効率的にみんなに意見をたくさん出してもらって，うまくまとめなければならない，という気持ちになります．「効率的」のイメージは，短時間で結論を出す，沈黙の時間がない，「みんな」は全員が発言する，全員が議論に参加する，「たくさん」は意見の量が多い，いろいろな方向から意見が出る，「うまく」はメンバーが納得する，出された意見が複数取り入れられている，司会者が最善と思う策が選択されるように誘導する，対立することなく合意形成するように進行する，「まとめる」は1つに収束する，自分が整理する，などを意味していると思われます．

これらを全部実現するような司会をしなければならないのだとすると，会議やカンファレンスは司会者の力量が試される場ということになります．しかし，会議やカンファレンスで能力を発揮してほしいのは参加者です．

会議が始まり議題が確認されると同時に，次のように投げかける司会者がいます．

- この件に関する課題を自由に出してください
- 改善策を自由に出してください
- ××についてどう思いますか？　自由に発言してください

司会者は議論を促したつもりかもしれませんが，考える時間を与えられないまま課題や改善策というような答えを言うように求められたり，どう思うかという抽象的な投げかけをされたりすると，よほど準備していない限り，参加者は何を発言したらいいのか戸惑います．なかなか意見が出てこないと，司会者は最後の手段として「何でもよいので意見を出してください」と言ってしまいがちです．「何でもよい」という表現によって自由な発言を促したつもりですが，参加者をさらに戸惑わせてしまいます．特に，議題そのものをよく理解できない人にとっては，かえって発言しにくくなってしまうことがあります．

もし，意見が出されたとしても，このような問いかけではバラバラの答えを引き出すだけです．

「患者の転倒が続いていますが，転倒を少なくするためにどうしたらいいと思いますか」といきなり改善策を求めると，優秀なスタッフたちは，

- 観察を多くする
- 転倒しても痛くないマットを購入し，転倒の多い場所に設置する
- 家族にそばにいてもらうように協力を求める
- もっと患者に声をかける
- 転倒した人はナースステーションに近いところに部屋を替える
- 転倒しそうな患者は受け入れない
- 転倒の危険のある患者はベッド上安静とする

8　Chapter 1　ファシリテーションは現状改善の切り札

など，たくさんの意見を出してくれます．しかし，これでは参加者が司会者の問いに答えただけであり，議論をしていることにはなりません．もし，議論せずに出された案をすべて採用したり，司会者が採用，不採用を決定したりすると，参加者は議論するということについて間違った理解をするかもしれません．

2 正解を探そうとする思考

　協力的な参加者は，司会者を助けるために何か言ってあげたい，と思います．そして，司会者の頭の中にある考えを想像し，求められている答えを探そうとします．司会者が自身の考えに合った意見ばかり取り上げ，結論を誘導していると，参加者は求められていることが何なのか，わかってしまいます．そして，自分が発言しなくても誰かが言うだろうと思ってしまい，発言しなくなります．しかし，このような思考では自分の考えを封じ込めてしまうことになります．また，答えが見つかると問題には興味がなくなってしまいます．

　このような思考に陥る前提には，「答えは司会者がもっている」という考え，「問題に対する唯一の答えがある」という考えがあります．

　正解を探そうとするのは看護師が陥りやすい思考です．看護は，常になんとかしなければならない状況が目の前にあり，即行動が求められることが多い仕事です．状況が好転すれば行動は正解であり，状況が不変または悪化すれば不正解だったと思いがちです．そのため，次のような思考の特徴があります．

- 正しい答えが知りたい
- 明確な答えや判断がほしい
- 「できないこと」に目が向く（問題思考）
- 「こうあるべき」と考える
- 自由な発想や発想の転換が苦手

　議論はむしろ正解が曖昧あるいは正解がない問題について，どのようなことを（正解ではなく）「答え」とするのかを探すために行われますので，正解探しの思考が議論の活性化を妨げる一因になっている可能性があります．

3 「何でもいい」「自由に話していい」という言葉の見えないしばり

　司会者の「何でもいいから言って」「自由に話して」という言葉は，言葉通りの意味ではありません．流れに沿わないことはもちろんダメ，司会者を困らせるようなこともやめてほしい，議論が進むような意見を出してほしい，と暗黙の圧力になっていることがあります．そのため，司会者の思考や意図とずれていれば取り上げてもらえず，参加者の中に発言を受けてくれる人がいなければ一瞬沈黙し，冷たい空気の中で無視

されることになります.

　もし,「話,聞いていた? そういうことを聞いているわけじゃないの,わかるよね」とせっかくの発言を司会者に却下され,メンバーの前で恥をかかされるようなことを言われたら,「発言しなければよかった. 何でもいいと言われても,二度と意見を言うまい」と心に誓うことでしょう.

4 ほかのメンバーの影響力

　ほかのメンバーの影響力によって,発言できないこともあります.

　せっかくいろいろな意見が出されても,強い発言力をもつ人(年齢・経験・職位が上,声が大きい,態度が大きいなど)の「○○でいいのでは」の一言で決まるという話し合いが繰り返されると,自分が意見を言っても無駄だと思ってしまい,反対意見を言う人は少なくなります. 最後はいつも強い人の意見に押し切られるような話し合いほどつまらないものはありません.

　しかし,正論(とみんなが感じる意見)をわかりやすく発言する人がいたらいたで,メンバーは依存的になり,よく考えずに賛同してしまうこともあります.

　司会者が「休憩室でいつも話していることをこの場で言ってくれればいいのよ」と,発言を促すことがありますが,休憩室で仲のよい同僚に話していることを,怖い先輩の前で,しかも公式の会議の場でそのまま話せば,間違いなくひんしゅくを買うでしょう. 本音で話せるのは,何を言っても受け入れてもらえるという信頼感と安心感があるからです. 発言に対してどのような反応をされるかわからないという不安を感じると,発言しにくくなります.

5 会議への参加姿勢

　看護はチーム活動であるとはいっても,交代制勤務の職場では勤務のたびにメンバーが代わるため,それぞれが自分の仕事をこなせばいいと思う人がいるかもしれません. そのような人は会議やカンファレンスもチーム活動の一環であり,チームメンバーとしての役割があるという意識が低くなり,チームで話し合うということそのものに後ろ向きになりがちです.

　また,メンバーが,チームで解決すべき問題だと思っていない場合も議論は停滞します. 当事者意識も問題意識も低く,自分が議論に参加する意味がわからない人にとっては,会議の場は苦痛以外の何ものでもありません. 口にこそ出さなくても,「この議題は私には関係ない. 管理者が決めて指示すればいいのに」などと心の中で思っているかもしれません.

　さらに,やらされ感がやる気を減退させます. 来年度の計画を立てるにあたり,看護師長が自分の考えを整理するためにスタッフを集めて,病棟で困っていることについて話し合ってもらうことにしました. 看護

師長は「チーム活動をよくするために，お互いに困っていることを話し合いましょう」と言いましたが，なかなか議論が進みません．話し合いのテーマそのものは大切なことであっても，スタッフがもっとチーム活動がうまくいってほしいと思っていなければ，なぜこのような話し合いをしなければならないのかと疑問が生じるかもしれません．もし，看護師長のために話し合いをさせられていると知ったら，やる気を失います．

4　チームで取り組む問題解決

　問題を発見し，解決していくプロセスはチームづくりのプロセスそのものです．そのため，ファシリテータは目標達成への意欲や当事者意識を高めるように働きかけます．さらに，チーム活動への意識が変わるように働きかけます．

　チームで取り組んだほうが最善の解決につながる問題はたくさんあります．例えば，どの治療もリスクを伴い，生活の変化を余儀なくされるとき，主治医とプライマリーナースだけではなく本人，家族，地域の専門職も含めてチームでいろいろな角度から検討するほうがよりよい方法が選択される可能性は高くなります．しかし，あらゆる問題にチームで取り組めばよいわけではなく，解決すべき問題は，チームで取り組むべきか，個人で行うべきかを正しく判断する必要があります．個人のほうが効率的なことをチームで行っても，成果を出すことはできません．

1 チームの条件[9)]

　グループではなく「チーム」として成り立つためには，いくつかの条件があります．

①目標の共有

　2人以上の人が集まればチームです．チームとは共通の目標をもった人々の集まりです．グループとの明確な線引きは難しいかもしれませんが，グループは単に人々が集合している場合や目的が弱い集まりも含まれています．年齢や出身地別に分けられたようなグループは，親近感はあるかもしれませんが目的があるわけではありません．

　それに対してチームには，チームで達成すべき明確な目標がメンバー間で共有されていることが必要不可欠です．これは看護過程の思考をもつ看護師には，理解しやすいと思われます．看護師はチームで看護を提供しています．そのため看護目標は「チームで達成すべき目標」です．看護目標は，その達成度が評価できるように具体的に表現します．もし曖昧な看護目標を立てれば，計画も評価も曖昧になってしまうからです．これがチームの条件である「達成すべき明確な目標」です．そして，メンバーが患者一人ひとりの看護計画を理解し実践します．これはチームの条件である「目標がメンバー間で共有されている」ことと同じ意味です．

●チームの条件
①目標の共有
②メンバー間の協力と相互依存関係
③各メンバーに果たすべき役割の割り振りがある
④チームの構成員とそれ以外の境界が明確である

同様にカンファレンスが専門職の単なる集まりなのかチームなのかは，カンファレンスの目標が共有されているかどうかにかかっています．

②メンバー間の協力と相互依存関係

相互依存関係とは，お互いにお互いを必要としているということです．チームで共通の目標をもって課題に取り組むということは，メンバーが協力し合わなければ目標を達成できないような課題にチームで取り組むということです．そして，メンバーがいなければ自分も活かされないということです．

病棟ではメンバーが交代しながら 24 時間体制で看護を提供していますので，相互依存関係がないと成り立たない状況があります．ただ，相互依存関係といった場合は人と人の関係を指しますので，そうせざるをえない体制ということではなく，積極的に協力し合うことが望まれます．

③各メンバーに果たすべき役割の割り振りがある

チームワークはメンバーの相互依存関係によって成り立ちますので，全員が必要な存在です．当然ながらメンバーはそれぞれの役割を果たし，チームワークに貢献することが求められます．チームの中で明確に役割が与えられることもありますが，チームの中で自然に各自の役割が決定していくこともあります．いずれにしても，ほかのメンバーからの期待と自覚によって能力が発揮されます．

看護師は同職種チーム，多職種チームの一員としての役割を果たすことが期待されています．同職種の看護チームにはベテラン，中堅，新人など，能力も経験も違うさまざまな人がいます．年齢もいろいろ，常勤・パート・夜勤専従など働き方もいろいろです．新人のときから同じ病院に勤めている人もいれば，中途採用の人もいます．どの人にもチームの中での役割があり，その役割をそれぞれが果たすことによって達成される目標をもっているのがチームです．

病院の看護チームは，看護部長をリーダーとする看護部という大きなチーム，看護師長をリーダーとする病棟単位のチーム，各勤務帯で指名された人をリーダーとする日替わりチームがあります．パートナーシップ・ナーシング・システムを取り入れている病棟では，パートナー同士も 1 つのチームです．看護師は大きなチームから小さなチームまで，いくつかのチームに同時に所属しています．職位によってチームのイメージは同じではないかもしれませんが，スタッフが日常的にチームという場合は，病棟単位以下のチームを指しており，小さなチームほど患者にかかわることが役割として意識されます．しかし，看護の実践だけがチームで果たすべき役割ではありません．教育やカンファレンスで意見を言うこと，多職種と協働することも役割です（図3）．

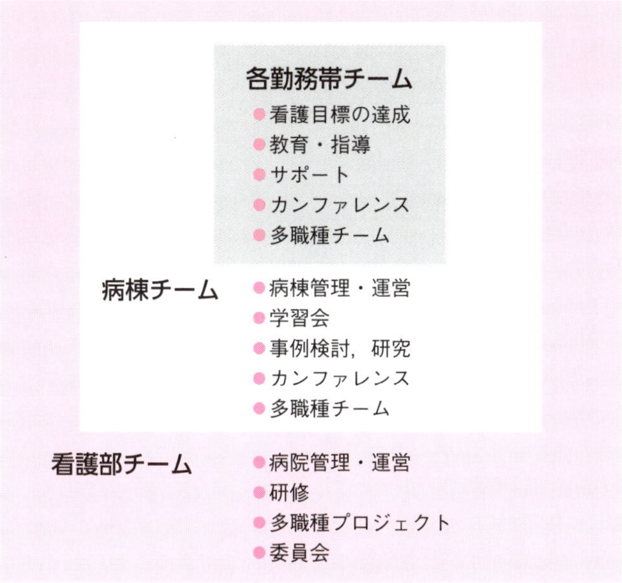

各勤務帯チーム
- 看護目標の達成
- 教育・指導
- サポート
- カンファレンス
- 多職種チーム

病棟チーム
- 病棟管理・運営
- 学習会
- 事例検討, 研究
- カンファレンス
- 多職種チーム

看護部チーム
- 病院管理・運営
- 研修
- 多職種プロジェクト
- 委員会

図3　看護チームと役割

④チームの構成員とそれ以外の境界が明確である

　チームメンバーが誰なのか, チームの目標達成のために誰をサポートし, 誰に支援を依頼すればよいのかがはっきりしていないと, 相互依存関係は成立しません. また, メンバーはそれぞれ役割をもっていますので, チームは出入り自由な集合体ではありません. メンバーの交代はあったとしても, 一定の時間や期間, 固定メンバーで活動する閉鎖性が必要です.

　教育研修では, 初めて会った人と一緒にグループワークをするときに, 必ずといっていいほど自己紹介をします. 自己紹介をすると, 自分のグループのメンバーとの距離が縮まった感じがします. 自己紹介はお互いを知ることが第一の目的ですが, ほかのグループとの境界線を引くという意味もあります.

2 チームワーク [10]

　チームワークは, 「チーム全体の目標達成に必要な協働作業を支え, 促進するためにメンバー間で交わされる対人的相互作用」[11] と定義されています. チームワークは, 行動的要素と心理的要素により成り立っています. 行動は他者から見えますので, 行動的要素は見える要素です. 人の心は見えませんので, 心理的要素は見えない要素です (図4).

　行動的要素は「チーム・パフォーマンスの統制管理」と「チームの円滑な対人関係の維持」の2つに分けられます. 「チーム・パフォーマンスの統制管理」の中には, 情報交換, 目標の確認, 目標達成のための準備, 目標の達成度の確認などがあります. また, 目標達成から遅れてい

●チームワークは行動的要素（見える）と心理的要素（見えない）の相互作用で成り立っている.

●行動的要素
①チーム・パフォーマンスの統制管理
②チームの円滑な対人関係の維持

4　チームで取り組む問題解決　　13

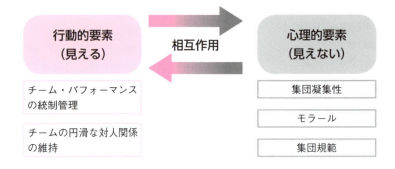

図4 チームワークの意味
(山口裕幸:チームワークの心理学.サイエンス社,pp21-24,2008より改変)

るメンバーを助けたり,目標達成を妨げる問題を解決したりすることなども含まれます.

「チームの円滑な対人関係の維持」には,感謝やねぎらいの言葉をかけたり,人間関係の葛藤を解消するために調整したりすることがあります.多忙な1日を終えたときに,何も言わずに帰途を急ぐのではなく,「今日は急変があって忙しかったね.すごく頑張ったね.お疲れさまでした」と一声かけるだけで,相手は癒されます.他者はそれを見て癒されます.

心理的要素には「集団凝集性」「モラール」「集団規範」があります.「集団凝集性」とは自発的に集団に集まろう,留まろうとする力です.メンバーが5分前にはほぼ揃う会議がある一方で,開始時刻から10分経っても半分しか集まらず,遅れて参加したり途中退席したりする人が多い会議もあります.前者は集団凝集性が高く,後者は低いチームです.チームでの居心地のよさも集団凝集性に影響しています.

チームの雰囲気に影響される「モラール(morale)」は士気,やる気,作業意欲という意味であり,道徳を表す「モラル(moral)」とは異なります.作業内容は同じであっても,メンバーの作業意欲が高いチームもあれば,士気の上がらないチームもあります.個人でも,所属するチームによってやる気が出たり出なかったりします.モラールは自然にわき起ってくるものであり,強制的なものではありません.

「集団規範」は,チームの暗黙のルールです.チームでよく使われる言葉や態度,共通の価値観などは,お互いを手本にしながら,チーム形成のプロセスの中でつくられていきます.身近な例は家族です.家族という集団には共有された明確な目標があるといえるのかと問われると,幸せという漠然とした目標なのかもしれませんが,生活習慣,話し方,動物・スポーツ・映画の好み,アウトドア派か室内派かなど,同じ志向をもっていることは少なくありません.これらの根底には,家族の暗黙のルールがあると思われます.

心理的要素は相互に関係し合っています.集団の中に留まりたいという気持ちがあれば,チームの暗黙のルールに従います.みんなが暗黙のルールを守るので,士気が上がり,集団に集まろうという雰囲気が高ま

●心理的要素
①集団凝集性
②モラール
③集団規範

ります．一人ひとりのやる気がチームの集団規範をつくり，それが集団凝集性を強くします．

個人の能力はチームワークを媒介して，チームの力になります．チームワークが個々のメンバーの努力と成果をチーム成果へと紡ぎあげる[12]といわれています．つまり，個人レベルの育成・強化だけではなく，チーム・プロセスを活性化することによって，個々の能力をチーム力として紡ぎあげることができるのです（図5）．そのため，ファシリテーションには個人だけではなくチーム・プロセスに働きかけることも含まれています．

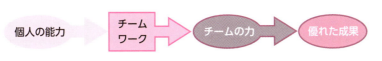

図5　チームワークの位置づけ

メンバーがそれぞれチームワークの影響を受けることによって，チーム力の高いチームがつくられていきます．チームによって雰囲気が異なるのはチームワークの違いによるのかもしれません．

3 コンフリクト

チームは，共通の目標達成に向かって協力し合う集団だからこそ，コンフリクト（意見の対立や心理的な葛藤，衝突など）が起こりやすいという特徴があります．

①対話の不足

コンフリクトが生じる一因には，対話の不足があげられます．
次も転倒事故の事例です．

事例2　夜間に起こった転倒事故

Cさん（女性，80代前半，胃がん）は，家では家事をこなし，夫（90代前半）の世話をしています．入院によって筋力が低下したため，リハを行っています．先日，夜中の0時半頃ベッドサイドでふらつき，転倒して額に頭部外傷性頭皮下血腫（俗称たんこぶ）ができました．看護師長が看護師，理学療法士，医師を招集して，緊急カンファレンスを開きました．
看護師長が「何が原因だと思いますか」と投げかけました．

4　チームで取り組む問題解決

すると，各職種のメンバーは次のように言いました．

理学療法士

患者はリハで歩行練習中ですが，病棟では見守りレベルですので，看護師さんがマメに声をかける必要があったのではないですか．

看護師 D

看護師は精一杯やっています．もっと筋力をアップさせるように，リハを強化すべきなのではないですか．それに，夜勤帯で人がいないときに転倒していますので，こういう転倒事故は人を増やさないと解決しないと思いますよ，師長さん．

看護師 E

患者さんに話を聞くと，睡眠薬のせいでふらついて転倒したようです．夜，何度かトイレに行くので睡眠薬を出さないほうがいいのではないですか．

医　師

睡眠薬は患者さんが眠れないというから出したのです．治療はもう終わっていますので，早く退院してもらえばいいのです．医療ソーシャルワーカーの退院調整が遅いのではないですか．

看護師長

足元が暗いようなので明かりが少し入るように，ベッドを廊下側に移動するのはどうでしょうか．

各専門職の主張を整理すると右のようになります．

看護師長以外のメンバーは，お互いにほかの職種に責任を押しつけることで自分は悪くないことを主張しています．この話し合いに負ける（意見が採用されない）と，自分の考え方が間違っていたというだけではなく，自分や自分の職種が悪者にされかねません．そのためお互いに自分の意見を譲りません．

このような話し合いでは，問題そのものが共有されません．暗黙のうちに，まるで正解があるかのように，どの意見が正しいかを決める方向に話し合いが進む可能性があります．そのため看護師長は，結論が誰かの意見に偏らないように気を遣い，「いろいろ意見を聞かせてくれてありがとう．リハを進めて少しずつ筋力をつけながら，病棟では特に夜間のふらつきに気をつけましょう．睡眠薬は半分にして，様子を見てはどうでしょうか．ベッドは廊下側に移動しましょう．そして，Cさんにはふらつくときはナースコールを押すように伝えましょう．医療ソーシャルワーカーには退院調整の状況を確認しておきます．スタッフの増員はすぐには難しいので，検討します」と出された意見をすべて盛り込みながら，話をまとめました．

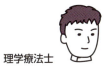

理学療法士

転倒の原因	悪い人	解決策
看護師の声かけ不足	看護師	看護師がマメに声をかける

看護師D

転倒の原因	悪い人	解決策
リハの不足	医療ソーシャルワーカー	リハを強化する
人員不足	看護師長	看護師を増員する

看護師E

転倒の原因	悪い人	解決策
睡眠薬の投与	医師	睡眠薬を中止する

医　師

転倒の原因	悪い人	解決策
医療ソーシャルワーカーの介入の遅延	医療ソーシャルワーカー	退院する

看護師長

転倒の原因	悪い人	解決策
寒い，暗い	環境（人ではない）	ベッドを移動する

　しかし，これでは議論とはいえません．お互いの意見はかみ合わず，平行線のままです．

　たとえ言葉にはしなかったとしても，各専門職の発言には何か背景や意味があります．事例2のメンバーも実はいろいろな思いをもっていました．

【理学療法士の発言の背景】

　理学療法士がCさんに会うのは，日中，体調が整っているリハのときだけです．病棟ではベッドで横になっていることが多いということは，看護師から聞いていました．リハでの歩行練習は，Cさんが希望している自立歩行を目標に，今は片側だけ手すりを使いながら，廊下の歩行距離を延ばしているところです．Cさんから，もっと体力をつけて家事ができるようになりたいという要望は聞いていましたが，5kgも体重が減少し，リハ中に疲れたと言うのが気になっていました．病棟では頑張りすぎないように，ベッドから離れるときは看護師さんを呼んで付き添ってもらうか，車いすを使うようにCさんに話していました．しかし，C

さんに話した内容を看護師には伝えていませんでした.

【看護師 D の発言の背景】

看護師 D は,C さんのプライマリーナースです.C さんのことは自分が一番よく知っていると自負しています.理学療法士の発言に,一方的に攻められたと感じて防衛的になり,思わず「看護師は精一杯やっています」「リハを強化すべきではないですか」と言いましたが,これでは感情的に言い返したように受け取られてしまうと,心の中では反省しています.

この病棟では,C さんが転倒した0時半は,準夜勤から深夜勤への申し送りが終わり,深夜勤の看護師が動き始めるころです.また,トイレに行く患者が比較的多い時間帯でもあるため,巡視の際に C さんがモゾモゾしているときは,看護師のほうから声をかけて,トイレに付き添うこともありました.C さんが転倒したときは,ほかの患者のトイレ介助が終って巡視に戻ったところでした.そのため,看護師 D はもっと夜勤帯の看護師の人数が多かったら,早く C さんのところに行けたのに,と考えたのでした.

看護師 D は,C さんが夫のために早く家に帰ることを目標に,リハを頑張っていることや,思うように体力が回復しないことを心配していることも知っていました.C さんは上肢よりも下肢が弱っていることを気にしていたので,ベッド上でもできる下肢の筋力アップの訓練について理学療法士に相談したいと思っていました.

また,医師が医療ソーシャルワーカーに相談したことや,医療ソーシャルワーカーが要介護認定の申請の手続きをしたほうがいいと勧めてくれて,退院後はしばらくヘルパーに来てもらいたいと思っていることなどを C さんから聞いていました.しかし,これらの情報を1人で抱えていました.

【看護師 E の発言の背景】

看護師 E は,C さん以外にも睡眠薬を内服している高齢の患者が夜間トイレに行くときにふらついているのを見かけるたびに,声をかけて付き添っていました.また,夜よく眠れないと訴える患者に対して,医師がすぐに睡眠薬を処方することが気になっていたので,この際,睡眠薬の使い方を医師に検討してもらいたいと思って発言しました.

【医師の発言の背景】

医師は,1週間ほど前の回診時に C さんから,「1人で留守番している夫が心配で,夜よく眠れません」と訴えられました.体力の回復のためにも睡眠は重要と考え,睡眠薬を処方しました.入院中に予定していた治療は終了し病状も落ち着いたので,一昨日,退院の時期について C さんに伝えました.そのとき C さんから,すぐに家事ができるか自信がないので,体力が戻るまで入院させてほしいと要望されました.その

ため，安心して自宅療養できる体制を整えるように医療ソーシャルワーカーに依頼すると話しました．Cさんとのやりとりについて，指示には書きましたが，看護師に直接伝えようと思いながら忘れていました．

【看護師長の発言の背景】

看護師長は，緊急カンファレンスの前に，転倒したときの状況についてCさんに話を聞きに行きました．Cさんは「部屋が窓側で少し寒いので，睡眠薬を飲んでいてもトイレに行きたくなって目が覚めることがありました．それに，これまでも，睡眠薬が効いてきた時間帯に起きると，フラフラすることがありました．転倒した日も，トイレに行こうとして起き上がって，暗くてスリッパがよく見えず，下を向いて探しているうちに頭から転んでしまいました」と言いました．Cさんの話を聞いて，看護師長は環境に問題があったのではないかと思いました．

事例2では，専門職はCさんが体力を回復し，家に帰って夫の世話をすることを目標にそれぞれが専門的な立場から対応しており，目標そのものにズレはありません．しかし，自分との関係の中でのCさんの言動や自分の経験，つまり一部の情報をもとに状況を解釈していたため，活動はバラバラでした．もし，Cさんの情報やアセスメントとお互いの状況が共有されていたら，このような発言にはならなかったはずです．

正解を決める話し合いでは，相手の反応や理解度に関係なく一方的に意見を言い放ち，相手を黙らせたほうが勝者かのような雰囲気があります．このような話し合いに陥る要因の1つは，説明不足，理解不足のまま持論を戦わせることにあります．

このような話し合いに対して，「対話（ダイアログ）」[13] は，情報（現象）の意味づけの共有をしながら，相互理解を深めていく話し合いの方法です．情報の意味づけについて話し合うということは，相手の考え方や価値観を理解しながら，協力して新しい意味づけを創造していくプロセスです．暉峻 [14] は「対話には，もともと議論して勝ち負けを決めるとか，意図的にある結論にもっていくとか，異論を許さないとか，そういうことはありません．ある論点が何度も発展的に往復するうちに，お互いにとって自然な発見があり，大きな視野が開けるところに特徴があります」と述べています．チームに必要なことは，対話型の話し合いであり，協調的な問題解決です．協調とは，お互いに相手の立場や能力，考え方を理解し，助け合ったり譲り合ったりしながら協力することです．つまり，協調はお互いの違いを知ることから始まります．

自分の「当たり前」は相手にとっての「当たり前」ではありません．職種によって見ていること，見えていることは異なります．その違いが対立の原因になりがちです．通常は，対立を避けるために意見の共通点を見つけようとします．しかし，専門性が違うのですから，お互いの考えの違いを認識することから対話を始める必要があります．そうすることによって，状況の多様な意味づけが可能となり，新たな問題設定や選

択肢を見出すことができるようになっていきます．

　対話は話が何度も行ったり来たりすることもありますので，短時間では難しいこともありますが，対話に基づく話し合いになるように促すのもファシリテーションの役割です．

②言葉の意味のズレ

　お互いが使う言葉の意味のズレによって，コンフリクトが生じることもあります．

　あるコーヒーショップで，高齢のご夫婦がスパゲティを注文して，運ばれてくるのを待っていました．少しすると店員が「ナスとベーコンのスパゲティをご注文のお客様」と声をかけました．ご夫婦の奥さんは「私が頼んだのはケチャップ味のスパゲティだよね．ナスとなんとかじゃないよね」とご主人に確かめると，ご主人も頷いています．しかし，店内を見渡すと，そのご夫婦以外はみなさん食事をしていて，スパゲティを注文したと思われる人はいません．店員が高齢のご夫婦のそばに来て「ナスとベーコンのスパゲティをご注文ではないですか」と尋ねると，奥さんが「私はケチャップ味のスパゲティを頼んだのよ」と言いました．店員は一度厨房に戻り，もう一度そのスパゲティをご夫婦のところに持ってきて，「このナスとベーコンのスパゲティがケチャップ味のスパゲティです」と説明しました．それでやっと納得して，奥さんはお皿を受け取りました．実は注文時に，奥さんは塩味やクリーム味などのスパゲティの中から，ナスとベーコンのスパゲティがケチャップ味のスパゲティだと教えてもらい，「ケチャップ味のスパゲティ」を注文したのでした（図6）．

　このような言葉の意味のズレはよく起こります．

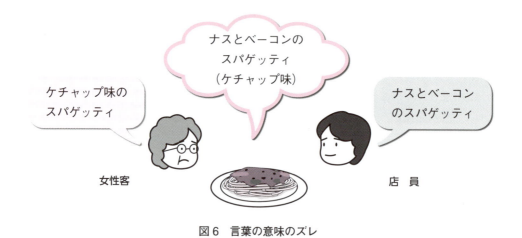

図6　言葉の意味のズレ

　某団体で，新人看護師を対象にした研修を開催したときに，持ち物の欄に「ユニフォームを持参」と書いたら，ナースシューズを持ってこない人が続出したそうです．担当者は，以前はユニフォームを持参と書い

たら，ナースシューズはワンセットと考えられていたけれど，と嘆いていました．

研修当日，参加者に「貴重品を持って実習室に移動してください」と伝えたら，履いてきた靴を持って行こうとする人がいたので，「靴は置いていってください」と注意したところ，「これはブランド品の高級な靴なので，私にとっては貴重品です」と言われたそうです．一定の年代以上の人が貴重品と言われて思い浮かべるものは財布や鍵です．今はスマートフォンも貴重品として持っていくものの1つかもしれませんが，靴が貴重品だと主張されるとは思わなかったそうです．時代が変わると言葉のもつ意味も変わっていきます．

言葉の解釈の違いによるコンフリクトは臨床の場でも日常的に発生しています．ある中堅看護師が新人看護師に「Fさんの点滴を見てきて」と頼んだところ，病室から戻ってきて「点滴，下がっていました」と言いました．中堅看護師にとっては「点滴を見る」ということは，点滴と指示の一致，点滴の滴下の状態，点滴の残量，患者の様子，刺入部の状態など，いろいろなことを確認することを意味しています．しかし，新人看護師は文字通り「見る」という行為をしました．中堅看護師は言葉の理解のギャップに驚くことでしょう．もし，怒って言葉を発したとしたら，「点滴が下がっていることを見るだけでは看護とはいえないでしょう」と言ったかもしれません．そう言われた新人看護師は心の中で「見てくるように言ったから見てきたのに．具体的に指示してくれないのは意地悪だ」と思うでしょう．このような言葉の意味のズレはコンフリクトの種になっていきます．

③コンテクストの違い

コンテクスト[15]とはその人の背景にある文化，風俗，習慣，規範，行動様式，常識，価値観などであり，人はそれぞれ固有の考え方の枠組みをもっています．

事例3　過労で倒れたGさんと娘

Gさん（女性，40代前半）は，娘が3歳のときに離婚し，以来20年間，1人で子どもを育ててきました．工場と配達の仕事を掛けもちして稼いだお金で生活をするのがやっとで娘と遊ぶ時間もとれず，娘が中学生になるとほとんど会話がなくなりました．娘は肥満体型で，難治性の皮膚疾患がありました．娘は夜間高校を中退して，軽作業のアルバイトをしています．今，アルバイトをしているのは3つ目の職場ですが，寮に入っています．真面目に働いていることが認められて，先日の面接では正社員としての雇用の話が出ました．また，初めて友だちができました．

Gさんは3日前に極度の過労で入院しました．病院はすぐに娘

4　チームで取り組む問題解決　　21

に連絡しましたが，娘は会社を休めないと言って，まだ一度も見舞いに来ていません．Gさんの着替えがなくなったので，病棟のものを貸しています．

　事例3について，ベテラン看護師と新人看護師の意見が分かれました．ベテラン看護師は，「働きづめで倒れた母親よりも仕事を優先するなんて，この娘は冷たい．母親が心配ではないのかしら．家族なのだから，見舞いに来て当然だし，世話をするべきよね．日曜日に来るだろうから，そのときにGさんが元気になるためには家族の支えが大切だということを伝えたほうがいいと思うのよ．あなたもそう思うでしょう」と言いました．このベテラン看護師は大家族の中で育ち，今も夫と子ども4人，夫の両親と同居しており，家族が一番というのが口癖で，家族は患者を支えるべきであるという考えをもっています．

　同意を求められた新人看護師は，家族が患者を支えるべきだとは言えない場合もあるのではないかという意見を，自身の体験をふまえて遠慮がちに話しました．「私も幼い頃に両親が離婚して，母1人子1人で育ちました．母は苦労をして私を看護学校に進学させてくれました．とても感謝しています．でも，母との楽しい思い出は少なくて，母はいつも疲れた顔をして，愚痴ばかり言っていました．昨年，母は風邪をこじらせて肺炎になり，入院したことがありましたが，国家試験が近かったのでほとんど見舞いに行きませんでした．顔を合わせると口喧嘩になるので，見舞いに行ってもすぐに帰ってしまいました．退院の日が国家試験だったので，母は1人で退院しました．翌日，病棟に荷物を取りに行ったときに主任さんに『看護師になるくせに，お母さんにもっと優しくできないの』と言われました．でも，私は母に優しくする労力を勉強に注いで，絶対に国家試験に合格したいと思っていました．無事に合格して，母は私が看護師になることをとても喜んでくれて，久しぶりに母の笑顔を見ました．だから，Gさんの娘さんの気持ちも少しわかる気がするのです．Gさんの娘さんも，しっかり仕事をして，心配ばかりかけたお母さんに恩返しをしたいのかもしれないと思います．私はGさんの娘さんをそっと応援したい気持ちです」と言いました．ベテラン看護師は，そんな考え方もあるのかと思いました．

　この場面でコンフリクトを起こしているものは，家族は患者を支えるべきなのかそうではないのかという意見そのもの（コンテンツ）のように思えますが，実際にはコンテクストです．

　会議では，できるだけ意見の共通点を探して，意見の食い違いが表面化しないようにしがちです．コンフリクトが原因でお互いを傷つけ合ったり，悪い感情が残るほどの喧嘩になったりすることは避けなければなりませんが，コンフリクトを避けていてはお互いの意見の真意を理解することはできません．事例3について話をしていたベテラン看護師と新

人看護師のように，人の考え方や意見にはそれぞれ何か理由があります．その人の経験に基づいた意見であることを知ることにより，その意見を尊重できるようになります．尊重するということは意見を合わせるということではなく理解するということであり，その人自身を理解することにもつながります．考え方や意見そのものを理解するだけでも大変なのに，その理由まで知るというのは時間もかかり，面倒なことかもしれません．しかし，コンテクストの理解を抜きにしてお互いにわかり合うことは困難です．

　コンフリクトを解消しようと協力する過程は協働そのものであり，チームになっていく過程です．創造的で斬新なアイデアは，その成果といえます．

4 対人関係の中での相互作用

　チームメンバーの関係は，対人関係の中での相互作用によって形成されていきます．人は，他者に出会ったとき相手の行動や性格，自分自身に向けられる態度などを判断しようとする傾向があり，短時間に印象を形成し，その印象をもとに相手との相互作用を始める[16]といわれています．チームメンバーに初めて会ったとき，表情や服装から，そして話をし始めると発言や参加の仕方を見て，その人がどのような人か，チームにおいてどのような存在かをお互いに捉えていきます．そして，比較的早い段階で個人の立場や位置づけが定まっていきます．自身の立場からは，「自分はこういう人間だ，チームの中ではこういう位置にいることが多い」という自己概念をもってチームに参加しています．

　メンバーの中には，強く意見を主張する人，自信がなくて意見が言えない人，適当にやりたい人，真面目に取り組みたい人，前向きな発想をもっている人，できないことばかり指摘する人，冗談で場をなごませてくれる人など，いろいろな人がいます．そのような人だと認識するのは，自己概念，行動，他者の期待，他者からのフィードバックが関係しています．

カンファレンスで積極的に発言する看護師 2 年目の H さんの場合

Hさんは子どもの頃から学級委員や生徒会長などの役割を担い，自他ともに認めるしっかり者です．自分で調べてもわからなければ教えを請い，納得するまで学ぼうとするので，いろいろな情報や知識をもっています．カンファレンスでは，たまにずれたことも言って注意されることもありますが，Hさんの発言によって話が盛り上がることが多いので，自分の意見は斬新なのだろうと思っています．【自己概念】

今日のカンファレンスの議題「看護記録を充実させるためにどうしたらよいか」について，Hさんは自分が学生の頃から記録について感じていたことを話してみようと思っています．カンファレンスではみんなが自分に対してよく質問したり意見を言ったりしてくれるので，今回も自分が発言することで，いい方向にまとまるのではないかと予測しています．

> Hさんが発言

【Hさんの行動】

メンバーはHさんが，きっとまた何か意見を言うだろうと思っていましたので，Hさんの発言を聞いて，「やっぱりこの人は，おもしろい考えをもっている．Hさんの意見を採用して，やってみて評価するのもいいだろう」と考えています．【他者の期待】

> まずはあなたがやってみたら

【Hさんへのフィードバック】

「やってみたら」と言ってもらって，Hさんは「やっぱり私の意見を聞いてもらえた．このチームは私の意見をよく取り入れてくれるので，これからも積極的に発言しよう」と思いました．

【Hさんの自己概念の強化】

他者やチームに対して同じ行動をとる

Hさんとメンバーとの相互関係は，仲間の信頼を得ながら自分の立場を築いていく方向に循環していきます．

カンファレンスでは独り舞台になってしまうIさんの場合

Iさんは中学生のときにいじめを受けた経験から，自分を守るために，いやなことはいやだとはっきり言うことを決意し，強い口調で他者を批判し，自分の考えを主張するようになりました．そうしたら，いじめられることはなくなり，みんなが意見を求めてくるようになりました．看護師になってからも，みんながIさんの意見に従うので，「私は批判的な態度によってみんなに尊重されている」と思うようになりました．【自己概念】

今日のカンファレンスでも意見を求められ，みんなの役に立つアイデアとして承認されるだろう思っています．

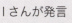
Iさんが発言

【Iさんの行動】

メンバーは，Iさんはほかの人の意見を批判し，自分の意見を押し通そうとすることに辟易していましたが，口調がきついので，独断的な意見だと思っても怖くて反論できずにいます．Iさんの発言を聞いて「またこの人は，あんな言い方をしている．どうせ何を言っても無駄だ」と思っています．【他者の期待】

Iさんの意見でいいです

【Iさんへのフィードバック】

Iさんは，「やっぱり私の意見が採用になった．ほかに意見がないのだから，このチームには私が必要ということである．これからも自分の意見をはっきり言おう」と思いました．

【Iさんの自己概念の強化】

他者やチームに対して同じ行動をとる

Iさんは，実際には仲間の信頼を得ているわけではありませんが，Iさん自身は自分の意見は承認されていると思っていますので，自身の立場を強固なものにしていく方向に循環していきます．

Iさんの病棟の緊急カンファレンスで，事例4のように，患者が主治医と看護師に対して怒ったことが話題になりました．

事例4　Tさんの怒り

　Tさん（男性，40代）は，従業員8人の塗装会社を経営しています。事務員は1人いますが，社長自ら現場の作業も経理もこなしています。1週間前にハシゴから転落して下腿を骨折し，手術をしました。入院時の検査で糖尿病が疑われたため，主治医はTさんを面談室に呼び，「糖尿病の検査のため少なくともあと1週間は入院が必要です。治療や教育が必要と判断された場合はさらに1週間入院となるかもしれません」と説明しました。しかし，会社は決算の時期で多忙を極めており，Tさんは1日でも早く退院することを希望していたため，「会社が忙しいので糖尿病の治療はあとにして，明日にでも退院したい」と言ったところ，主治医は「糖尿病は怖い病気ですよ。早く治療を開始したほうがあなたのためです。糖尿病はあとで後悔する患者さんがとても多いのです」と言いました。それを聞いてTさんが「あんたに会社の経営の苦労がわかるのか。今を乗り切らないと会社は倒産してしまう。会社がつぶれたらあんた責任とれるのか」と怒った口調で言ったので，同席していた看護師が「Tさん，以前の健康診断で糖尿病予備軍と言われたのに放置していましたよね。この入院がいいチャンスだと思って，ちゃんと検査をして治療を開始しませんか」と言いました。Tさんは看護師をにらみつけて「もういい。明日退院する」と言い放ち，退席したのでした。

　今のTさんにとっては何も症状がない糖尿病よりも，会社のほうが大事でした。しかし，Tさんの父親も糖尿病で，脳梗塞を起こして片麻痺になったため，糖尿病予備軍と言われたことをずっと気にしていました。医師の言っていることも看護師の言っていることももっともだと思うのですが，痛いところを突かれて腹が立ったのでした。

　カンファレンスでは，主治医と看護師に怒りをぶつけてきたTさんへの批判や，働き盛りの年代の人は仕事が忙しくて糖尿病の治療が遅れる人が多いという一般論などもありましたが，「検査だけでも受けるように説得したほうがいいのではないか」「外来で検査と治療ができるようにしたらよいのではないか」「奥さんに説明して，話してもらったらいいのではないか」「骨折の治療に来たときに糖尿病外来も一緒に受診してもらい，放置しないように働きかけたほうがいいのではないか」など，さまざまな対応策が出されました。

　Iさんは黙ってみんなのやりとりを聞いていましたが，腕組みをして無言で座っているその姿は威圧感があり，誰かが声をかけるのをじっと待っているように見えました。それに気づいた主任が「Iさんはどう思いますか」と訊ねました。

26　Chapter 1　ファシリテーションは現状改善の切り札

メンバーは，Ｉさんはどの意見を批判するのだろうと思いました．メンバーはＩさんの態度を不愉快に思いながらも，Ｉさんに批判されなければ○，批判されたら×というような雰囲気を感じていました．

Ｉさんは「Ｔさんの父親も糖尿病なので，Ｔさんは糖尿病のことを心配はしていると思いますよ．でも，会社が倒産したら元も子もないですから，会社がいつ落ち着くのか聞いて，その頃から受診をすればいいのではないですか．たしかに糖尿病は怖い病気ですが，今のＴさんの値だと1ヵ月遅れたから急激に悪化するということはないと思いますので」と言いました．実はＩさんの父親も糖尿病で，自営業の店を休めないと言ってなかなか治療を受けないので，Ｔさんの気持ちは何となくわかるのでした．

メンバーはそれぞれ自分が批判されるのではないかと緊張していたので，誰のことも批判せず，Ｔさんの家族歴や検査値を把握しているＩさんに「この人は人を否定して自分の立場を押し上げているだけだと思っていたけれど，ちゃんと患者のことを考えている」と意外な一面を発見しました．メンバーに「Ｉさんって患者さんのことちゃんと見ているのですね」「Ｉさん，いつの間に検査データを見たのですか．すごい」などと言われて，「べつに」と言いながらも珍しく照れたような表情をしました．

メンバーからのフィードバックにより，Ｉさんは「批判的な言い方をしなくても，みんなは自分を尊重してくれる．批判によって自己防衛する必要はないのかもしれない」と自己概念を修正します．そして，他者やチームに対して，修正された自己概念に基づく行動をとるようになっていきます．

この一連の過程は社会的相互作用の循環過程（Circular Process of Social Interaction：CPSI）[17] として説明されています．チームの中ではお互いにこのような相互作用が起こっています．

ファシリテーションの役割は，堂々巡りの循環に気づき，知的相互作用を促進させるために，個人とチームのどちらにも働きかけることです．ただし，人を変えることはできませんので，テーマに取り組む態度が変わっていくようにかかわっていきます．

医師と議論するのは難しいという話を耳にすることがあります．議論が難しい医師を大別すると，権威的な態度をとりリーダーとして君臨しようとするタイプと，他職種に無関心なタイプがあるようです．

前者のタイプの医師は，他職種からの情報は聞くが判断は聞かず，質問すると「そんなことも知らないのか」と言い，見下したような態度をとります．反対意見に対して理屈をまくしたてるのはまだいいほうで，感情的に怒るか罵るか完全に無視するか，悪意を感じるほどの反応を示す人もいます．後者のタイプは，チームの目標やチームの活動状況を知ろうともしません．患者や家族を交えた退院支援カンファレンスでは，最初に病気や治療，病状について説明し，それ以降は発言しなかったり，腕組みをして目を閉じて居眠りをしていたり，退席してしまったりしま

●社会的相互作用の循環過程（CPSI）

グループの中で，あるメンバーが自分のもつ自己概念で行動した結果，その行動を他者がどのように認知し，その認知に基づいてほかのメンバーがどのように反応を返し，返された反応をどのように受けとめるかという一連の過程をいう．

す．どちらも他職種の専門性や人そのものを知ろうとしないという点では一致しています．

　議論がうまくいかない状況は，医師との関係に限ったことではありません．根本的には，対等性が確保されていないと感じるときに，生じやすいのではないかと思われます．職種，年齢，経歴，学歴，職位，給料，出身地，家系，体型，顔，声，人柄，健康状態，趣味・特技など，差があると感じる要因は，人によってさまざまです．自分のほうが低い，高いと感じて自分の位置を決めて，自ら上下関係をつくってしまいます．それでいて，認めてくれないと不満を抱きます．

　しかし，チームで患者の問題解決に取り組もうとするのであれば，自身も含めてメンバー全員がチームの中でその専門性を発揮しなければ，チームのパフォーマンスは上がりません．

　看護師から好かれるのは看護師に意見を聞いたり看護師の話をよく聞いたりする医師であり，感謝の言葉を口にしたり褒めたりする医師です．つまり，看護師を対等の仲間として尊重し，承認する態度を示す医師です．これもまた医師との関係だけの問題ではありません．看護師長とスタッフ，先輩看護師と新人看護師，正看護師と准看護師，他職種との関係においても同じです．チームは他者との相互作用の中で形成されていきますので，どのような循環を生むかは自分自身にかかっているといえます．

5　リーダーとファシリテータ

　チームには，リーダーとメンバーがいます（図7）．そして，一般的にはリーダーがリーダーシップを，メンバーがメンバーシップを発揮すると考えられます（図8）．

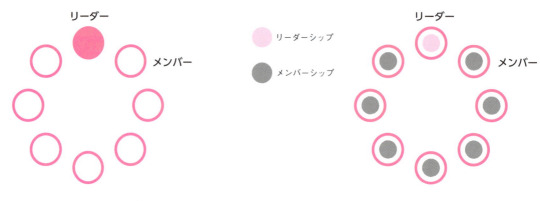

図7　チームにおけるリーダーとメンバー　　図8　リーダーのリーダーシップ，メンバーのメンバーシップ

リーダーはメンバーに比べ強い決定権や発言権をもち，リーダーシップを発揮しやすい立場にいます．そのため，リーダーとしての役割を果たすこととリーダーシップを発揮することは同義として扱われ，リーダーシップのないリーダーはリーダーとしての能力が足りないといわれることがあります．
　リーダーシップ[18]とは，集団の目標達成に向けて成される集団の諸活動に影響を与える過程であり，一言で言うと影響力です．どのメンバーでも，目標が達成できるように促進的な影響を与えることができますので，リーダーシップは必ずしもリーダーだけのものではありません．メンバーのリーダーシップもあります（図9）.

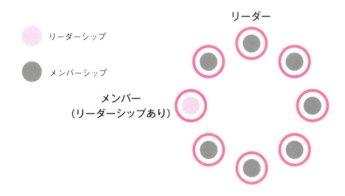

図9　リーダーのメンバーシップ，メンバーのリーダーシップ

　リーダーシップはメンバーの期待に応えることによって認知されますので，リーダーシップが成り立つためにはメンバーが必要です．また，リーダーシップを発揮する人は場面によって変わっていきますので，メンバーシップとは表裏一体の関係です．
　かつてリーダーに求められたリーダーシップは，一緒に話し合い，一緒に作業に取り組む民主型や業務の成果とスタッフの労働意欲やメンテナンスの両方に強い関心を示すPM型[19]など，集団を統制し，品質を維持しながら大量生産することを重視する中で生まれたタイプでした．
　看護師でいえば，適切な判断力，高度な技術，行動力を備えていることが理想であり，少し威張っているくらいのほうが，威厳があって尊敬されていたのかもしれません．優しさや共感力が加われば非の打ちどころがないリーダー像でした．一言で言えば，実力のある人です．メンバーがそのような優れたリーダーに従うことによって，チームとしてまとまっていました．しかし，今は自分で考え行動する自律した看護師が養成されています．そのため，突出した能力をもっていることよりも，メンバーの個性を見極め，成長をサポートし，能力が発揮できるように機会を与えられるリーダーが必要とされています．
　新人看護師や異動の看護師が入ってくる年度当初，新人看護師や異動

● PM型

社会心理学者の三隅二不二が1966年に提唱した理論で，リーダーの役割を「目標達成能力（P：Performance）」と「集団維持能力（M：Maintenance）」の2つと規定し，2つの能力の高低によって，PM型，Pm型，pM型，pm型の4つのリーダーシップに分類した．

5　リーダーとファシリテータ　　29

者が一通り仕事を覚えて落ち着いてくる秋頃，チームとしての活動が軌
道に乗ってくる年度末，新人看護師が入らず異動者もいないまま数年が
経過した頃など，時期によってチームの状況は変化していきます．新人
看護師，中堅，ベテランの看護師の人数の割合によっても異なります．
また，病棟再編，記録システムや基準の変更など，自分たちの意思に関
係なく環境が変化することもありますので，集団のおかれた状況，集団
の性格，集団の発達の程度，スタッフの自立度によって，最も効果的な
リーダーシップのスタイルは異なってきます[20]．そのため，求められ
るのは柔軟なリーダーシップを発揮するリーダーです．

　医療チームでは状況や場面によって，リーダーやリーダーシップを発
揮する人は入れ替わります．救急車で急患が運ばれてきた場面を想像し
てください．救急車が到着した救急外来では救急医がリーダーとなり
リーダーシップを発揮して，自ら処置を行いながら指示を出し，ほかの
救急医，看護師，臨床検査技師，診療放射線技師などは救急医をサポー
トします．入院後，治療に関連することは医師の指示を必要とすること
が多いため，病院では役割として医師がリーダーになることが多いかも
しれませんし，生命の危険がある間は医師がリーダーシップを発揮しま
す．しかし，病状が落ち着くと看護師がリーダーシップを発揮し，退院
後の生活も見据えながら看護計画を立案し，実施します．介護福祉士が
いる病棟では，病棟内での生活全般については介護福祉士がリーダー
シップを発揮する場合もあります．リハが開始されると理学療法士が
リーダーシップを発揮して，運動機能を評価し，運動量や方法を決めて
看護師や介護福祉士に伝えます．栄養状態の管理や退院後の食事につい
ては栄養士がリーダーシップを発揮して，計画を立てて指導します．退
院準備のため，医療ソーシャルワーカーがリーダーシップを発揮して，
ケアマネジャーや他機関と相談しながら利用できるサービスを検討しま
す．退院して生活が在宅の場に移ると，入院中と同様，経過に合わせて
医師，看護師，ケアマネジャー，介護士，リハスタッフなど，リーダー
シップをとる人は変わっていきます．サービスが不要になるとチームは
解散になります．

　ファシリテータがチームの中でその役割を発揮するということは，
チームの中でリーダーシップを発揮する人が入れ替わっていくことを把
握しながら，リーダーシップを発揮している人の影響力がより効果的に
メンバーに伝わるように知的相互作用を促進する働きをも担っていると
いうことになります．

　しかし，リーダーとファシリテータは異なります．リーダーは指導者，
先導者，統率者などの役割以外に，責任者としての役割がありますが，
ファシリテータは責任者ではありません．また，チームやメンバーに対
する成果の求め方は同じではありません（図10）．

　チームが未熟な場合は，ファシリテータがリーダーシップを発揮する
こともあります．特に，研修でファシリテータの役割を固定している場

30　　Chapter 1　ファシリテーションは現状改善の切り札

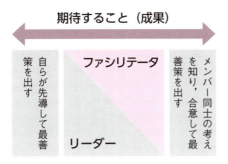

図10 ファシリテータとリーダーの違い

合は，ファシリテータがリーダーシップを発揮することがありますが，ファシリテータはチームの成長に合わせて，その影響力を小さくしていきます．

ファシリテーションは他者とともに働く人は誰でももつべき能力であり，リーダーがファシリテーションを行うべきであるというよりも，誰が行ってもよいと考えます（**図11**）．

また，複数のメンバーがファシリテーションを行うことができれば，議論はより深くかつ効率的に進行できると思われます（**図12**）．全員がファシリテーションを理解していれば理想的です．

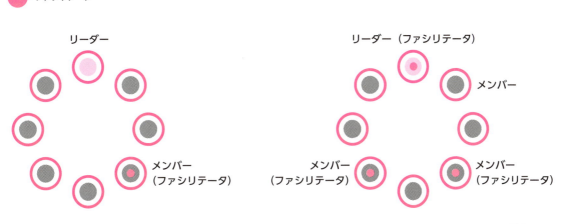

図11 メンバーがファシリテータの場合　　図12 複数のメンバーがファシリテータの場合

近年，リーダーの資質として人を育てることが必須となっているため，ファシリテーションを新しいリーダーシップとして捉えたファシリテーター型リーダーが提唱されています．ファシリテーター型リーダーとは，「自分が前に出て頑張って引っ張るのではなく，むしろ一歩引いて皆が話し合ったり考えたりする場を創り，皆の知恵や力を引き出して，相互作用の中で大きな力に展開するのを育む人のこと」[21]とされています．

ファシリテーター型リーダーの育成と同時に，メンバー全員がファシリテーター型リーダーシップを発揮できるようなチームづくりが必要ではないかと考えます．

●**ファシリテーター型リーダー**
ファシリテーターとリーダーの役割は異なっているが，その両方を兼ね備えたものをファシリテーター型リーダーという．

■ 引用文献

1) 堀 公俊：ファシリテーション入門．日本経済新聞出版社，p21，2004.
2) 山口裕幸：チームワークの心理学．サイエンス社，p11，2008.
3) 前掲書1)．p22.
4) 前掲書1)．p22.
5) 前掲書1)．pp49-50.
6) 渡邊洋子：成人教育学の教育原理と提起―職業人教育への示唆．医学教育 38（3）：151-160，2007.
7) 前掲書1)．pp47-49.
8) 前掲書1)．pp43-47.
9) 前掲書2)．p11.
10) 前掲書2)．pp20-24.
11) 前掲書2)．p28.
12) 山口裕幸 編：コンピテンシーとチーム・マネジメントの心理学．朝倉書店，p58，2009.
13) 中原 淳，長岡 健：ダイアローグ対話する組織．ダイヤモンド社，p85，2009.
14) 暉峻淑子：対話する社会へ．岩波書店，p89，2017.
15) 前掲書1)．p171.
16) 津村俊充，山口真人 編：人間関係トレーニング―私を育てる教育への人間学的アプローチ 第2版．ナカニシヤ出版，p58，2005.
17) 前掲書16)．pp58-61.
18) 前掲書2)．p88.
19) 大谷佳子，諏訪茂樹：21世紀型のリーダーシップ これまでのリーダーシップ論の流れ．臨牀看護，34（10）：1391-1398，2008.
20) 前掲書2)．pp88-97.
21) 中野民夫：ファシリテーター型リーダー 人々の相互作用を促し，自立や創造を育む支援型のリーダーシップ．看護管理，24（1）：10，2014.

Chapter 2

ファシリテーション スキルの基本

Chapter 2 では，主に問題解決型ファシリテーションの場面を想定して，4つの基本スキルとファシリテータの役割発揮のために必要なことについて詳しく説明します．

問題解決のための議論の場におけるファシリテータは，一見，議論をリードするスキルを駆使しているように見えるかもしれません．また，研修でファシリテータを依頼されるときも，議論をリードするスキルを使ってチームにかかわるように期待されていることが多いようです．しかし，実際には議論をリードするスキルだけでは，ファシリテータとしての役割を果たすことはできません．話し合いの場をつくるスキル，チーム形成のためのスキル，議論を促進するコミュニケーションスキルを意図的に使うことによって，議論をリードするスキルを発揮することができます（図1）．

●ファシリテータの基本スキル
①議論を促進するコミュニケーションスキル
②話し合いの場をつくるスキル
③チーム形成のためのスキル
④議論をリードするスキル

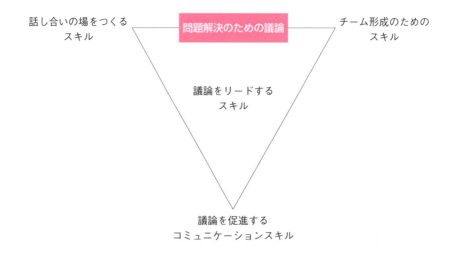

図1　ファシリテータの基本スキル

1　議論を促進するコミュニケーションスキル

コミュニケーションの目的は，情報や知識の伝達，議論，感情や気持ちの理解を通してチーム活動を活性化し，最高の成果を得ることです．そのため，会議やカンファレンスを運営するためには，コミュニケーションスキルを身につけていることは必須です．ただし，チームやメンバーはいろいろですので，こういう場合はどうしたらいいかという方法をパターンで身につけることよりも，言葉の使い方や場面の捉え方の影響を理解するほうが応用範囲は広がります．

議論を促進するコミュニケーションスキル[1]は，議論をリードするスキルを直接的に支える，コミュニケーションの基本的なスキルです．

1 きくスキル

「きく」には 3 つの種類があります.

1 つ目は「聞く」です. 耳で聞く, 自分中心の聞き方, 聞きたいことが情報として入ってくるような聞き方です. 時にはほかの情報には目もくれず, 自分に必要な情報だけに全神経を集中させて聞くことも必要です.

2 つ目は「聴く」です. 相手が言いたいことを受けとめる積極的な聴き方です. 心で聴く, 傾聴ともいわれています. チームで対話するためにはメンバー全員が「聴く」姿勢をもつことが必要です. この人の言動の源には何があるのだろう, この人はこの先どうしたいと思っているのだろう, この人はなぜこんなにこだわっているのだろう, この人の喜びとはどのようなことだろう, など, 話せば話すほどその人への関心が強くなり, もっと聴かせてほしいという姿勢で話をきくことが傾聴です.

3 つ目は「訊く」です. 質問するということです. 質問力はファシリテーションに必須の能力です.「訊く」にはいくつかのタイプがあります.

①拡大質問と限定質問

拡大質問は, 開かれた質問 (open question) ともいわれています.「いつ」「どこで (に)」「誰が」「誰に」「なに (どのような)」「なぜ (どうして)」「どのように」「どのくらい」と詳しく尋ねながら, 発言の真意を確認していきます. 話し手は質問に答えることによって, 発想が広がっていきます. また, 拡大質問によって, もっと詳しく訊かせてほしいという姿勢が話し手に伝わります. ただ, 何度も「なぜ」「何」と訊かれると, 話し手はしつこい, 疑われている, 責められている, 非難されていると感じて反発を招くこともあります.

限定質問は, 閉じた質問 (closed question) ともいわれています.「はい」「いいえ」,「○」「×」,「A」「B」「C」, など, 選択肢の中から選んでもらうことにより, 論点を絞り込むことができます. 話し手も, 自身の曖昧な考えがはっきりしていくことを実感します. しかし, 多用すると, 話し手は追いつめられて, 納得できない方向に行き着いてしまうこともあります.

拡大質問と限定質問を組み合わせて使うこともあります. 話し手の視野が狭くなっているようなときには, まず拡大質問で発想を広げて, 限定質問により焦点を絞っていきます. 話し手の考えが整理されていないときには, まず限定質問で話の範囲を絞り, 拡大質問を使って深めていきます.

A さん：C さんのあんな対応では, 患者はやる気をなくすと思います.

B さん：あんな対応とは, どのような対応でしょうか?（拡大質問）

A さん：患者に対して威圧的というか…

1　議論を促進するコミュニケーションスキル　　35

Bさん：威圧的をもう少し具体的に言うと，どういうことですか？（拡大質問）

Aさん：えーっと…

Bさん：決めつけた言い方とか，声が大きいとか？（限定質問）

Aさん：あ，そうです．あなたは努力が足りないとか，看護師が頑張っているのにあなたが自分勝手なことをやっていては意味がないとか，怒ったように言うのです．

②過去質問と未来質問

　過去質問は，先ほどの拡大質問，限定質問を使いながら「なぜそのようなことが起こったのか」「なぜそれをやらなかったのか」「そのときどう思ったのか」「そのときどのような状況だったのか」「そのときほかの方法はなかったのか」など，過去に意識を向けさせるような質問です．過去質問は，優勝したときの喜びを語ってもらったり，初めて褒められたときの感動を聴かせてもらったりするときにも用いますが，問題の原因を追究したり，そのときの振り返りを促したりする場合は，過去質問が続くと自信喪失や自己否定につながることもあります．

　未来質問は，「これからどのようにするつもりですか」「これからやってみようと思っていることは何ですか」「これからの目標は何ですか」「どんな結果になると思いますか」など，未来に意識を向けさせるような質問です．明るい未来が描けていない場合は，苦しく感じたり，投げやりな気持ちに陥ったりすることがあります．

Aさん：Cさんのあんな対応では，患者はやる気をなくすと思います．

Bさん：その対応を見たとき，Aさんはどんな気持ちがしましたか？（過去質問）

Aさん：看護師って意地悪だと思われたらいやだなと思いました．

Bさん：そうですか．あなた自身はどんなナースになりたいと思っていますか？（未来質問）

③否定質問と肯定質問

　否定質問では，「失敗の原因は何ですか」「なぜそれができないのですか」「なぜそのような考え方をするのですか」「どこができないのですか」「うまくいかないことについてどう考えていますか」など，失敗やできない状況，その理由を尋ねます．

　肯定質問では，「成功させるためにはどのような方法がありそうです

か」「すぐにできそうなことはありますか」「どこまでできそうですか」
など，できそうな方法や可能性について尋ねます．

> Aさん：Cさんのあんな対応では，患者はやる気をなくすと思います．
> でも，私はCさんにそのことを言えませんでした．

> Bさん：なぜ，Cさんに言えなかったのですか？（否定質問）

> Aさん：Cさんに言い返されたら怖いからです．

> Bさん：あなたが思ったことをCさんに伝えられるようになるため
> には，どうしたらいいと思いますか？（肯定質問）

　過去質問や否定質問を連続して用いると，相手は責められたような気
持ちになります．また，言い方も影響します．怖い声で，「なぜそれが
できないのですか」と問われたら，できない理由を考える前に怒られて
いると感じて萎縮してしまいます．「できなかった理由について，何か
自分で気づいていることはありますか」「できなかったということは，
あなた自身が一番感じていると思いますので，聞かれたくないかもしれ
ませんが，私も一緒に考えたいので，こうなったことについて考えてみ
たことがあったら教えてくれませんか」など，伝わり方をやわらかくす
る工夫をし，人格を否定するために質問しているわけではないというこ
とを伝えることによって，相手は否定的な側面について話しやすくなり
ます．

　「きく」はコミュニケーションの基本です．ファシリテータはメンバー
の「きく」が「聞く」だけでなっていないか，「聴く」や「訊く」が効
果的に使われているかを観察します．そして，ファシリテータとして「き
く」スキルを身につけるだけではなく，時には自身がモデルを示しなが
ら，メンバーの「きく」スキルが向上するようにかかわります．

2 意味の不一致に気づかせる

　Chapter 1でも述べましたが，言葉が意味することの不一致は日常的
に起こりえます．同じ言葉であっても，意味の相違はしばしば見られま
す．例えば，「問題」という言葉は，看護では「看護問題」という複合
語として用いられ，看護で解決すべき健康状の問題を意味します．社会
福祉では「社会的問題」「社会問題」「生活問題」「社会生活問題」とい
う表現を用いて，本人や家族という視点だけではなく，社会制度や社会
保障，社会関係，地域・学校・職場集団など，社会という枠組みの中で
問題を捉えようとしています．
　また，「評価」は看護では実践の振り返りですが，理学療法では「運
動機能の判定」であり，実践の前に行われます．ちなみに理学療法は「評

1　議論を促進するコミュニケーションスキル　　**37**

価に始まり評価に終わる」と言われるほど，評価は重要なものだそうです．理学療法の「評価」の意味は，ナイチンゲールが言った「看護は観察に始まり観察に終わる」に少し似ています．

このように，専門分野によって意味が異なる言葉があります．また，自職種にとっては当たり前の専門用語は要注意です．多職種でのカンファレンスでは，知らない言葉や意味を理解していない言葉があっても，知ったふりをして流してしまいがちですが，内心は焦りや疎外感を感じたり，自分の不勉強を恥じたりしているかもしれません．

そのような気持ちがカンファレンスへの参加意欲を低下させないように，ファシリテータ自身はもちろんメンバーが使う言葉に注意を払い，お互いに理解できるように促します．「それはどういう意味」と何度も尋ねることにより，正確に伝え合うことを助けるだけではなく，わからないことは聞くという雰囲気をつくることができます．

3 話し手の意図と聞き手の受けとめ方の不一致に気づかせる

もしも，医師から「あなたが患者の担当でよかった」と言われたら，どのように受けとめますか．医師との関係がよければ素直に，自分の看護の能力，患者や医師との関係を評価されたと思うかもしれません．しかし，医師との関係が悪ければ，心にもないことを言っているとか嫌味を言っているとか思うかもしれません．

カンファレンスで医師が「患者さんのケアのことは看護師さんたちの専門だし，私にはよくわからないから，あとは看護師さんたちでよろしく」（Chapter 3の事例7参照）と言って，出て行ったとき，看護師の専門性を理解し看護師を信頼していると喜ぶのか，丸投げされたと怒るのか，看護師とは対等に話し合いをする気がないらしいとがっかりするのか，逃げるのは無責任だと思うのか，いろいろな感じ方があると思います．逆に私たちの発言も，自分が思ってもいないような受けとめ方をされてしまうことがあります．

ファシリテータは，話し手の意図が聞き手に伝わっていない，誤解が生じているかもしれないということに気づき，伝わるように手助けする必要があります．

4 否定しない

こちらが何か言うたびに「でも」と言う人と話をしていると，何も伝わっていない感じや話を全否定された感じがします．特に目上の人や上司が「でも」と言ったとたんに，身構えてしまうことがあります．相手に否定されるという経験は，議論が嫌いになったり，コミュニケーションが億劫になったりする大きな原因の1つです．

「でも」は相手の発言に反対するときに使う言葉であり，一言で「あなたの考えには賛成できない」「あなたの言っていることは間違っている」という反論をこれから話す，ということを伝えています．そのため，相手には強い否定として受け取られがちです．しかし，「でも」の使い

方によっては違う意味合いになります．

　日勤で，2ヵ月ぶりに入浴するお風呂好きの患者Aさんの介助をした看護師Bさんと看護師Cさんの会話です．

　Bさん：今日のお風呂の介助はとても疲れましたね．

　Cさん：でも，患者さんが喜んでくれてよかったですね．

　一緒にケアを行ったため，言葉はかなり省略されていますが，この場合の「でも」は，Bさんの言う「とても疲れた」という言葉が意味する，転倒しないように患者の身体を支えたこと，バイタルサインの変動はないかと緊張しながら介助したこと，ベッドサイドでの準備から帰室まで40分近くの時間を要したことなどの状況を否定的に捉えることを否定して，患者さんの笑顔や気持ちよかったという言葉を思い出しながら，患者さんが喜んでくれたことを強調している言い方です．
　Cさんは「でも」を使わなくても，「そうですね．頑張った甲斐があって，Aさん気持ちよさそうでしたね」「久しぶりにAさんの笑顔を見ましたね．Aさん本当にお風呂が好きなんだなあと思いました」「毎日じゃ大変ですが，心地いい疲れを感じます」などの表現により，肯定的な伝え方をすることもできます．

　次のような使い方はどうでしょうか．

　Bさん：今日のお風呂の介助はとても疲れましたね．

　Cさん：でも，あのくらいはたいしたことないですよ．

　ここでの「でも」はBさんが「疲れた」と言っていることそのものを否定しています．あのくらいの仕事で疲れたと言っているようでは，だらしない，頼りないと言っているようにも聞こえます．
　もし，Cさんの言葉を聞いてBさんが黙ってしまったら，ファシリテータとしてどのような声をかけますか．大切なことは，どちらの発言も否定しないことであり，どちらかを味方してどちらの感想が正しいかを決めるような流れにしないことです．
　例えば「Bさんは，気持ちのいい疲れですか」と，Bさんが言外に何を言いたかったのかを訊ねます．もし，「疲れましたが，私はAさんが入浴を喜んでくれたので，介助してよかったなと思っています」と言ったら，「そうですか．Aさんの闘病意欲にプラスになるといいですね」と，Bさん自身が達成感を肯定できるようにサポートします．
　Cさんに対しては「Cさんは，物足りない感じですか」「Cさんは，Aさんにもっと何かしてあげたかったですか」と，Cさんの発言の意図

1　議論を促進するコミュニケーションスキル　　**39**

を思いはかります。Cさんは単純に，体力的にたいしたことはないと言ったのかもしれませんが，もしかすると達成感がなかったことを伝えたかったのかもしれません。ファシリテータが口を出しすぎのように思われるかもしれませんが，自分たちで話をかみ合わせるのが難しい場合は，それぞれの考えや気持ちを代弁し，自分と相手は違うということを肯定的に受け入れられるようにします。

　この2つの会話では「きく」がなく，Cさんはすぐに自分の意見を言っています。Bさんが「今日のお風呂の介助はとても疲れましたね」と言ったときに，何を言いたくて，このように話しかけてきたのか「きく」という姿勢が加わると，「でも」を使う必要はなくなります。
　例えば「そうですね。Bさんの疲れは充実感ですか？ それとも不満足感ですか？」のように，Bさんが自分の気持ちを話せるように促すと，会話は深まります。Bさんの言葉に対して，「でも，患者さんが喜んでくれてよかったですね」「でも，あのくらいはたいしたことないですよ」という反応では，話題を自分のほうに引き寄せてしまっています。普段のたわいない会話ではありがちですが，会議やカンファレンスでは発言が簡単に否定されたり流されたりしないようにするために，ファシリテータは盛んに「きく」を使います。

　会話の冒頭に否定的な言葉を言うことがクセになっている人がいます。「でも」以外に，「そうじゃないよね」「違うでしょ」「そんなのダメ」「何それ」「おかしいよ」「変だよ」「全然わからない」「何を言いたいのか意味がわからない」「通じない」なども否定的な表現です。チームのルールを決めるときに（57頁），「でも」という言葉を使わない，人の意見を否定しないなどをルールにすることも1つの方法です。議論の途中であっても，ルールを決めるように促す場合もあります。
　考えを否定されるだけではなく，人格まで否定されたと感じるような体験が議論を停滞させる原因になっていることがあります。ファシリテータは，否定し合うような議論にならないように，お互いの言いたいことが伝わるようにかかわります。

5 受けとめたことを伝えるスキル

　発言したあと誰からも反応がないときほど，がっかりすることはありません。目を合わせてほどほどのタイミングで頷くだけで，聞いているということが伝わります。時には大きく頷いたり，細かく頷いたり，目を見開いたりすることで，共感していることも伝わります。そのような反応は，ほかのメンバーにも伝わります。しかし，それだけではどのように受けとめ，理解し，納得したのかは伝わりませんので，言葉にします。

①承認を伝える
　「あなた」を主語にした伝え方（You メッセージ）

●あなたは積極的な人ですね.

「私」を主語にした伝え方（I メッセージ）
　　●あなたが積極的に仕事をしてくれたので，私はとても助かりました.

「私たち」を主語にした伝え方（We メッセージ）
　　●あなたが積極的に仕事をしてくれたことについて，私たちはみんな感謝しています.

　褒めてもらうときは，どれでも嬉しいかもしれませんが，あなたはこういう人だという表現には，評価的なニュアンスが含まれますので，私はこう思う，私たちはみんなこう思っている，と言われたほうがより嬉しく感じるのではないでしょうか.
　マイナスの承認の場合は「あなた」を主語にすると，批判された感じが強くなります.

　　●あなたは口ばっかりの人ですね.

　こんな表現だと，口だけ達者で役に立たないと言われているように感じます.これを「私」「私たち」を主語にするとどんな表現になるでしょうか.

　　●あなたが口で言っていることを実行しないことについて，私（私たち）は残念に思っています.

　「あなた」を主語にしたときには，「あなた」と言われている人の悪いところを外から指摘しているだけですが，「私（私たち）」を主語にすることによって，こちらの気持ちを伝えるとともに，「あなた」を見守っていることや，「私（私たち）」にも責任があるというニュアンスを含ませることができます.

　次の表現を「私」を主語にして言い換えてみてください.これらの文章では「あなたは」は省略されています.

●（ナースステーションで大きな声で話をしている後輩に対して）うるさいなあ，大声で話さないでよ.
●（リハに行く準備が遅い患者に対して）早くしてください.
●（期限までに依頼した資料をつくってこなかった部下に対して）この前頼んだ資料はいったいいつできるの？
●どうして患者さんの悩みを自分だけでなんとかしようとしているの？

1　議論を促進するコミュニケーションスキル　　41

- 採血のとき，患者さんの顔色がどんどん悪くなっていくのを見ていなかったの？
- 前にも言ったよね．何回言ったらわかるの？
- やっておいてって言ったのになんでまだやっていないの？ もういいよ．あなたに任せられない．
- いちいち聞かないで自分で考えて．
- なんでそんな大事なことを報告しないの？ 何でも報告するように言ったでしょ．

「私」を主語に言い換えようとすると，最初は言葉を探してしまいますが，考えているうちに，「私」は何を伝えたかったのか，何をわかってほしかったのか，だんだんはっきりしてきます．

例えば，「やっておいてって言ったのになんでまだやっていないの？ もういいよ．あなたに任せられない」は感情的な伝え方になっていますが，言いたいことは，できると思って頼んだのにがっかりした，できていないことを言ってほしかった，ということです．

「私はあなたにはできると思って頼んだので，ちょっとがっかりしているけれど，もしかするとほかにやることが重なったりして負担だったのかな？ できないかもしれないと思った時点で言ってほしかったなと思うけれど，言いにくかったのかな．次のときは，途中経過を私からも聞くね．あなたも困ったらすぐに相談してね．そうしたら，期限が来る前に一緒に考えられるので，そのほうが嬉しいな」

こんな言い方をされたら，謝罪の言葉やできなかった理由を素直に言えるのではないでしょうか．

②言い換える

要約する，天気・色・生物・スポーツ・家族などに例える，似たような体験を伝える，慣用句・ことわざ・名言などを使って言い換える，などをすることにより，話の内容をメンバー全員で同じようにイメージし，共有しやすくします．

- それは大変でしたね．心の中はどしゃぶりの雨って感じだったのでしょうね．
- その先輩のことをお姉さんのように慕っていたのですね．
- 私も落ち込んだことがあります．私は「あんたには私の気持ちはわからない」と怒鳴られて，看護師に向いていないと思ってしまいました．
- 郷に入っては郷に従えと言いますからね．そう思って新しい環境になじもうと努力したのでしょうね．

6 捉え直すスキル

よく聞く例ですが，コップに水が半分入っています．これをあと半分

42　　Chapter 2　ファシリテーションスキルの基本

しかないと思うのか，あと半分もあると思うのかによって，状況の捉え方は違ってきます（**図2**）．

あと半分しかないと思うと，あと半分では足りない，なくなったらどうしよう，いっぱいにするにはどうしたらいいのだろうと心配でたまらなくなり，コップの水を有効に使うことなど頭には浮かびません．あと半分もあると思えば，あと半分もあれば十分だ，あと半分をどうやって使おうかと前向きな発想になります．

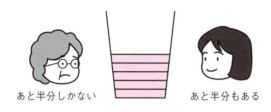

図2　状況の捉え方は異なる

多刃はさみ（シュレッダーはさみ）は，元はきざみ海苔をつくるためのはさみとして考案されましたが売れず，商品名にシュレッダーという言葉を入れただけでヒット商品になったそうです．

入口がわかりにくいレストランが隠れ家的なお店として成功したり，不便な温泉地が夜空の美しさと静かなことを宣伝して人気の観光地になったりするなど，逆転の発想により成功している例を耳にすることがあります．

看護でいうと，できないという考えを，できるという考えに転換するということです．老老介護をしている家族に対して，介護力がないと判断するのか，寄り添ってくれる大事な存在と捉えるのかで，家族に対する対応や期待は違ってきます．経済力がない患者に対して，看護師がお金を工面することはできませんが，社会制度を活用できないか医療ソーシャルワーカーに相談することはできます．

逆転の発想は，弱みを強みに変えるような，今まで考えつかなかったようなことが創造されるきっかけをつくってくれる可能性があります．それは人間関係や議論の場面においても同様です．

次のマイナス表現をプラスの表現に変えてみてください．

- 危機的状況
- 忙しい
- 思い通りに進まない
- 今日は最悪の日
- 答えが見えない
- 不安
- うんざりする

1　議論を促進するコミュニケーションスキル

- 老化
- 行動力がない
- けち
- 気が合わない
- 生意気
- 気が利かない
- いやな人
- しつこい
- 偉そう
- 変わり者

　例えば「危機的状況」とはどんな状況でしょうか．予想外，突発的，対応できるか自信がない，時間がない，お金がない，人がいないなど，大変困った状況が想像されます．そのような状況は不安でいっぱいですが，自分の能力や経験，知識を試す機会でもあります．また，チームの力を借りる機会かもしれません．つまり，「危機的な状況」をプラスの表現に変えるということは，「安全な状況」というような逆の表現にするということではなく，枠組みを変えて状況を捉え直すということを意味しています．これをリフレーミング（reframing）といいます．

　「忙しい」をプラスに変えた表現は「暇」ではありません．忙しいと心身ともに疲れてやる気を失くしたり，早くこの状況から抜け出したいと後ろ向きの気持ちになったりすることもありますが，期待されているからこそ仕事が次々に舞い込むのだと思ったり，こんなに自分はできるということを実感したり，自信がついていったりするときでもあります．

　議論が行きづまったり，偏ったりしたときにも，この捉え直すスキルは効果的です．自分では思いつかないような表現を聞いて笑いが起こって場の緊張がほぐれたり，ほかの人の考えに感心したりすることがあります．「生意気」は「自分の意見をもっている」「はっきり意見が言える」などと言い換える人もいれば「若さの特権」と言う人もいます．「生意気は，年上の人が年下の人に対して使う言葉であり，逆では使われません」という理由を聞いて，ああ，なるほどという声が聞こえてきます．ほかの人の意見に刺激を受けて，凝り固まっていた思考から別の見方はないかという発想に変化していきます．

　議論を支配しがちなマイナスの考えや表現を取り上げてリフレーミングを促すことによって，プラスの意味を見出すことができます．ファシリテータが1つ例を出すと，メンバーは考えやすくなります．

7 反論を促すスキル

　否定とは似て非なるものが反論です．否定は打ち消すことであり，認めないことですが，反論は違う意見，反対の意見を述べるということです．対話では反論は不要であり禁止ですが，議論ではよりよい結論を導き出すために反論は欠かせません．そこでファシリテータは今，出され

ている意見を確認したうえで，それらとは違う意見を出すように促します．反論という表現に抵抗を感じる人もいるでしょうから，違う意見という表現のほうがいいかもしれません．違う意見のキーワードを付箋紙や紙に書いてもらうと，発言しやすくなります．自分の1つの意見に凝り固まることを防止するため，すでに意見を言った人にも違う意見を出すように促します．自分の意見に自分が反論することもある，というのが議論の醍醐味でもあります．

　反論を促すときには否定の言葉（38頁）を使わず，質問によって先に発言者の意見を聞いたうえでほかのメンバーの意見を述べてもらいます．また，一見同じ意見のようであっても理由は違うということもありますので，理由を述べてもらいます．

- ●Aさんがおっしゃっているのは，こういう意味ですか？（返答を聞いたあと）Bさんがおっしゃっていたこととは少し違う点があるように聞こえましたが，Bさんはいかがですか？

- ●Aさんのご意見と同じという方はいらっしゃいますか？　ご意見の理由を教えていただけますか？

- ●みなさん，あえて違う意見をひねり出していただきましたので，付箋紙に書いたキーワードを見せながら，どういうことでその意見が出てきたか，それぞれお話しいただけますか？

　反論するときに，論破する（相手を言い負かす）ことやメンバーの賛同を得ることを意識するためか，感情的になったりきつい言い方をしたりする人がいます．反論されたほうもムキになり，激しい言い合いになることがあります．日本人は議論が苦手な人が多いため，反論されると，そのような考えをもっている自分自身が批判されたように受けとめてしまうからかもしれません．議論のたびに反論の機会をつくることによって，反論することや反論されることが当たり前になり，議論のおもしろさや反論の必要性を実感できるようになっていきます．

8 意見の変化を認める

　議論をする中で，意見が変わることもあります．

　本当は反対だけれど多くの人が賛成しているし，議論している時間がないので自分も賛成に転じる，ということがあります．また，思いつきを口にするために話に一貫性がない人，時間が経つと自分が言ったことを忘れてしまう人，強い意見に迎合する人もいます．通常，意見（主張）には何らかの理由（根拠）がありますが，これらは，納得していない，議論に対して責任感がない，自分の意見に自信がない，などによって，意見と理由が不一致の状態となっています．

　しかし，意見の変化を責める必要はありません．議論の中での意見の

1　議論を促進するコミュニケーションスキル　　**45**

変化は，むしろ歓迎すべきことです．意見が変わるということは，それだけ脳が刺激を受けているということです．A案には絶対に反対，自分はB案だと決めていたが，話し合いの中で新しく出されたC案のほうがずっといいと思うようになることもあります．

ファシリテータはメンバーが「今，どのように考えているか」を大切にしながら，必要であれば何度でも意見とその理由を確認します．自身の意見に対する自覚を促すためには，Youメッセージ（40頁）が効果的です．「先ほどあなたは○○と言っていましたが，今は××という考えに変わったようです．理由をお話しいただけますか」と訊ねることによって，他のメンバーにも議論に納得する機会を与えることができます．

⑨ メンバーの気になる態度への対応

議論しにくくなる原因はさまざまです（7頁）．メンバーの関係性や課題にもよりますので一概にはいえませんが，メンバーの態度が議論の活性化を阻害しておりメンバー同士では解決できない場合は，ファシリテータがかかわります（表1）．

表1　メンバーの態度へのファシリテータの役割

メンバーの態度	ファシリテータの対応
意見が言いにくい	意見をやりとりしやすい雰囲気をつくったり，話の橋渡しをしたり，詳しい説明を求めたりする
否定する	受けとめたことを伝えるように促す
関心を示さない	質問するように促す，または自ら質問する
感情的に反論する	理解したことを伝えるように促す
相手の意見に関係なく，自分の意見を言う	相手の意見について理解したことを伝えたうえで，自分の意見を伝えるように促す，または自ら見本を示す
一方的に言い放つ	質問したりメンバーの疑問に答えたりするように促す
ほしい情報のみを得る	対話を促す

これまで示したスキルを使って，メンバー全員が議論に参加できるように支援します．

コミュニケーション[2)]による情報判断について，Ray Birdwhistellは，30〜35％が言語的コミュニケーション，65〜70％が服装，体幹・四肢・目の動き，姿勢，表情，口調，声の大きさ・話のリズム・話す速度・声の抑揚，距離，沈黙，接触などによる非言語的コミュニケーションによるとしています．

また，Albert Mehrabianは対面のコミュニケーションにおいて，言葉の意味や話の内容である言語情報（Verbal），声の調子や抑揚などの聴覚情報（Vocal），表情や態度などの視覚情報（Visual）が矛盾している場合に，メッセージをどのくらいの割合で受け取るかを調べました．例えば，感謝の言葉を述べているが低い暗い声で目を合わせない，口で

は「よかったね」と言って拍手しているが目が怒っている，笑ってお菓子を食べながら「これからは気をつけて」と注意をしている，などです．このような場面では，言語情報で7％，聴覚情報で38％，視覚情報で55％のメッセージを受け取るといわれています．感情を込めたメッセージでは，言語情報よりも視覚や聴覚による情報のほうが信用されるということを意味しています．つまり，感謝の気持ちが伝わらなかったり，怒っていないのに怖がられたり，怒っているのに軽く受けとめられたりしてしまうということです．

　言語的コミュニケーションでは，使う言葉そのものによっても，メッセージの伝わり方は異なります．「あなたには困っている」よりも「あなたには本当に迷惑している」のほうが強い否定の感情が伝わります．

　非言語的コミュニケーションの一種である周辺言語（パラランゲージ）は，言葉の発音や意味に感情を込めて伝える表現です．例えば「すごい」という言葉を「スゴーイ」「スッゴーイ」と母音の長さを伸ばしたり，促音を入れたりすることで感情を強調することができます．コミュニケーションは「うーん，な，る，ほ，ど」「そっかそっかー」と言うだけで，肯定している雰囲気が，「えー？」「ん，ん，ん？」の一言で否定や疑問が伝わってしまうくらい微妙です．

　ファシリテータは，自分の発言が思ってもいない形で他者が受けとめていることもあれば，相手の言いたいことを正しく受けとめていないかもしれない，ということをよく理解し，非言語的コミュニケーションも含めて，丁寧で温かいコミュニケーションを促します．

2　話し合いの場をつくるスキル

　話し合いの場をつくるスキル[3]によって，より効果的に効率的に議論を進めるための準備をします．

　研修のファシリテータは，企画者（個人またはチーム）とチームを担当するファシリテータの二重構造になっていることが多いようです．チームがより効果的で納得性の高い結論を出すことができるようにするためには，さまざまな準備が必要です．そのため，本来のファシリテータはチーム活動全体のプロセスを想定してかかわります．つまり，チームを担当するファシリテータとして依頼されたときには，準備の段階から参画することが理想的です．

1　準　備

　病棟看護師長が20代後半から30代の中堅看護師を集めて「最近，若いスタッフの会話や笑顔が減っているように思います．若いスタッフをリードする立場である中堅の人たちで，みんなが元気に

働ける病棟にするためにどうしたらいいか話し合ってほしい」と依頼しました．ファシリテータは病棟看護師長です．

この会議をもとに，話し合いの場をつくるためにどのような準備が必要か考えていきます．

①会議，カンファレンスの目的の明確化

会議やカンファレンスのメンバーに指名されて参加はしているものの，何のために自分がそのチームにいるのかよくわからない，という人は少なくありません．

この場合，「何のために自分が」は「中堅として，みんなが元気に働ける病棟にするために」が該当します．

看護記録チームの目的は「正確かつわかりやすい記録方法を推進する」，褥瘡予防チームの目的は「新たな褥瘡発生の予防と褥瘡の早期改善」，口腔ケアチームの目的は「口腔に関連する QOL の向上」などと表現されます．

目的はチーム活動の方向を示すものであり，抽象的な表現になります．看護では看護計画の中に目的を書きませんが，「完全な回復」「生活習慣の再獲得」「自宅への退院」「安らかな死」など，実際には患者ごとに目的があるはずです．

②会議，カンファレンスの目標の明確化

目的に向かって具体的に何を目指すかを示したものが目標です．目的に対して目標が複数あげられることもあります．看護目標と同じで，明確で，評価できるような表現にします．

この場合は，みんなが元気に働ける病棟にするために，具体的にどのようなことを達成すればいいかを示したものが目標です．例えば，「スタッフが中堅に相談できる雰囲気をつくる」「スタッフが看護の意義を実感できる」「スタッフが不要な残業をしない」「スタッフがカンファレンスで自分から意見を言うようになる」などです．

しかし，「スタッフが中堅に相談できる雰囲気をつくる」「スタッフが看護の意義を実感できる」は，まだ抽象度が高く，評価できるような表現になっていません．「スタッフが困ったことを中堅に相談するようになる」「スタッフから看護はおもしろいという声が聞かれる」などのほうが適しています．

また，目標と方法は混同されることがありますが，「スタッフに中堅のほうから声をかける」「スタッフと一緒にラウンドする」「スタッフをねぎらう」「スタッフに笑顔で対応する」などは方法です．

目的，目標はリーダーが考え提示することもあれば，この場合のように，目的だけ提示し，目標はチームに考えてもらうというやり方もあります．ファシリテータが企画運営する研修では，研修全体の目的，目標，

48　　**Chapter 2**　**ファシリテーションスキルの基本**

方法を提示し，参加者に実際にやってもらったり，セッションごとの目的，目標は参加者に考えてもらったりすることもあります．

③予　測

　ファシリテータは，いきあたりばったりの対応にならないように，出されそうな意見や検討の方向性をあらかじめ想定しておきます．

　この場合は，今，みんなは元気がないのか（現状の確認），みんなが元気に働ける病棟とはどのような病棟か（目的），目的を達成したときみんなはどのような状況になるのか（目標）というイメージや自分たちが中堅としてスタッフにしてこなかったことは何か，それはなぜか，自分たちが中堅としてスタッフにこれからできることは何か，なぜそれが有効なのか，中堅同士で現在していることは何か，それはなぜか，スタッフ同士で現在していることは何か，それはなぜか，スタッフ同士でこれからできることは何か，なぜそれが有効なのか，など，方法やその理由について話し合うことが予測されます．

　予測しておくことによって，1つの方向性に議論が固まってしまうようであれば，ほかの見方はないか投げかけることができます．

④会議，カンファレンスで話し合われることの位置づけ・関連性の明確化

　会議，カンファレンスで話し合われることが組織運営の中でどのように位置づけられ，ほかのどのようなことに関連しているかを示します．全体像が見えてくると，話し合いの意義（目的を達成する意義）を感じられるようになります．

　この場合は，スタッフが元気に働けるようになれば，離職する看護師が少なくなる，患者満足度が上がる，他職種との連携のレベルが上がるなど，組織全体の活性化につながることがあげられます．

　これら以外に，下記の準備も必要です．

⑤会議，カンファレンスの方法，スケジュール

　いつ，どこで会議やカンファレンスを行うのか，誰が司会や書記をするのか，それらをどのように決めるのか，誰が資料や物品の準備をするのか，自由に着席してもらうのか指定席か，全体で討議するのか小グループに分かれて話し合いをするのか，など当日の段取りを細かく決めておきます．また，次はいつ，どこで，何を目的に行うのか，など年間スケジュールを立てておくと，先々を見越したファシリテーションをしやすくなります．

⑥時間設定

　会議やカンファレンスの時間設定は，テーマによって調整が必要ですが，どのくらいの時間をかけて検討するのか，あらかじめ決めておきます．開始と終了時間は厳守します．ダラダラと始まり，いつ終わるかわからない討論は参加意欲を低下させる一因となりますので，時間管理は

2　話し合いの場をつくるスキル　　**49**

重要です.

⑦メンバー構成

　メンバーを選定する権限があれば，能力，経験，年齢，性別，人柄，相性などを配慮します.研修でもこれらのことを配慮します.小グループをつくる場合，ディスカッションに適した人数は5～7人です.8人だと2つに分かれてしまうことがあり，4人以下だと多様な意見が出にくくなる可能性があります.

⑧環　境

　会議やカンファレンスに集中できるように環境を整えます.部屋の大きさ，音，温湿度，気流，清潔さ，机の大きさ，椅子の座り心地，パワーポイントやスライドを使う場合はスクリーンの大きさ，必要に応じて飲み物や軽食・菓子類，開始前の音楽などがあります.病棟のナースステーションのそばで会議やカンファレンスをすると，ナースコールや来棟者に対応するために席を外す人が出るため，集中しにくくなります.

　会議やカンファレンスの席のつくり方は，場所の広さや机の大きさなどにもよりますが，話をしやすいのは，お互いに全員の顔が見えるような配置です.会議のメンバーの人数が多く，席が離れているときにはマイクを用意します.

　小グループをつくる場合，メンバー数が奇数のときは机を楕円形や円型にすると話しやすくなります.

⑨事前の案内

　参加者に対して，会議やカンファレンスの場所，時間，テーマなどについて事前に案内を出しておくと，参加者はある程度，心づもりができます.可能であれば，年間スケジュールも提示しておきます.

⑩ファシリテータ同士の打ち合わせ

　複数のチームをつくり，チームごとにファシリテータをしてもらう場合は，少なくとも前述の①～⑦について打ち合わせをすることにより，ファシリテータ自身の会議やカンファレンスに対する意識を高めておきます.

② 話し合いのプロセス

　話し合いの場をつくるためには，具体的なプロセスをイメージしておきます.前頁で示した「⑤会議，カンファレンスの方法，スケジュール」と少し重複しますが，議論の進行方法について，メンバーから提案がない場合はファシリテータから提案することもあります.

事例5　病気の妻とリストラされた息子夫婦

　Uさん（男性，70代後半），元公務員．脊柱管狭窄症による腰痛と下肢の痛み，しびれがあり，入院して手術をしました．今はリハ中で，両側手すりにつかまって歩行練習をしています．痛み止めの薬が処方されていますが，飲み忘れることがあり，痛みが強くなってから飲んでいるため，ときどきリハを中止しています．老人会の会長をしており，ボランディアや学習会，ゲートボールなどに積極的に参加していました．趣味は庭づくり，釣り，書道，詩吟，ギターなどです．妻，三男夫婦と同居しており，家族が心配で早く自宅に帰ることを希望していますが，同時に，「家では私が頑張らなければならないので，リハどころではない」「家に帰ることが不安だ」と話しています．

　妻は80代で元薬剤師です．糖尿病，高血圧，腎障害，軽度のうつ病があり，いずれも内服治療中です．自分が夫の世話をするのは難しいので，少なくともトイレと風呂が自立するまでは入院させてもらうように希望しています．

　三男は40代，4年前に大手企業をリストラされ，両親と同居し始めました．2年ほどは運送会社でアルバイトをしていましたが，慣れない運搬作業で腰を痛めたため働けなくなり，退職しました．三男夫婦には重度の障害のある10歳の子どもと健常の5歳の子どもがいるため，主に三男が面倒をみています．妻はもともと虚弱体質で，常勤で働くことができないため，内職で家計を支えていますが，貯金が底をつき，Uさんの年金に頼って生活しています．お金のことでよく夫婦喧嘩をしています．

　Uさんは，現在入院中の患者であり，この事例の問題と問題解決の方策について多職種で話し合いをします．それぞれのチーム活動のプロセスによってどのように進行するか考えてみます．

　この事例に対して，それぞれの専門職が考えていることを図3に示しました．

①起承転結型

　起承転結とは，（物語などで）はじまり，ひろがり，どんでん返し，むすびの構成（三省堂国語辞典第七版）を意味します．議論のプロセスも起承転結に倣って展開させる方法です．

　「起」は，議論のはじまりです．自己紹介やアイスブレークで緊張をほぐし，チームメンバーへの親近感や信頼感をつくっていきます．また，チーム活動の目的・目標を共有し，チーム活動へのやる気を高めます．

　事例について話し合うチーム活動では，事例の希望が叶う，幸せに人生をまっとうできる，安心して生活できる，など，事例の問題が解決し

2　話し合いの場をつくるスキル　　51

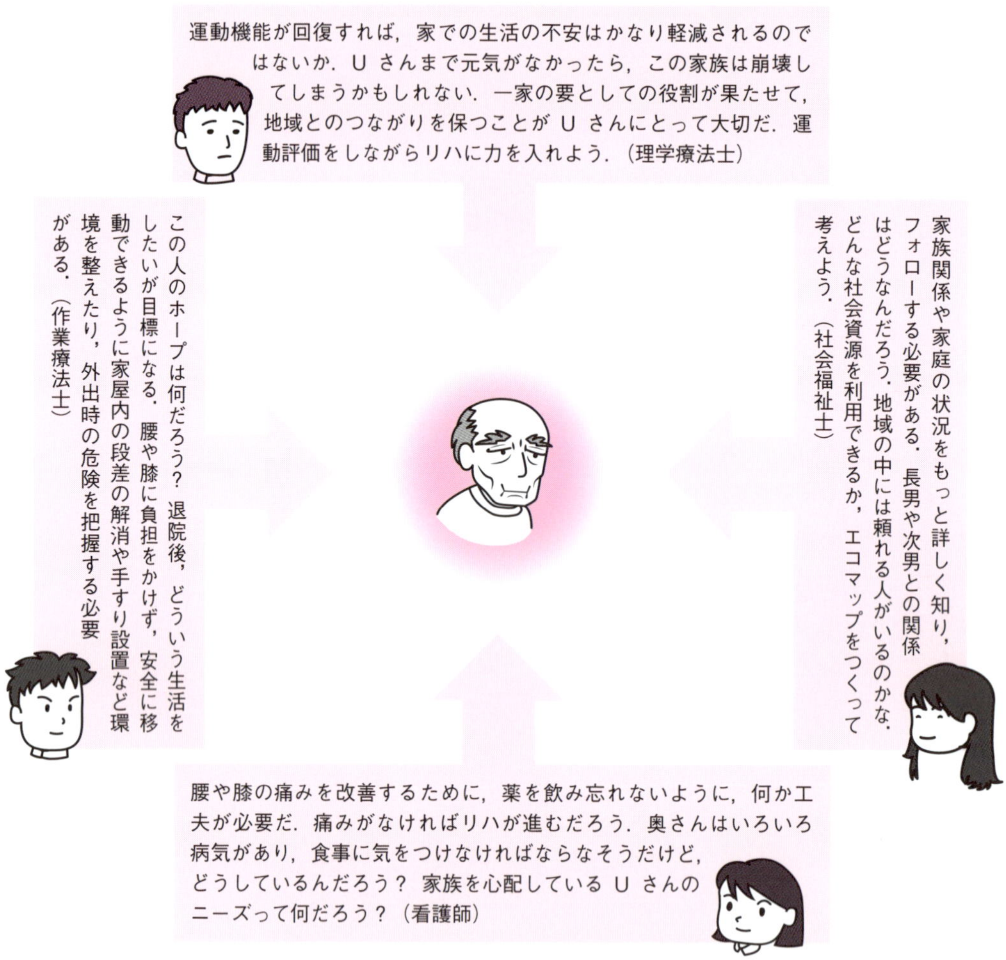

運動機能が回復すれば,家での生活の不安はかなり軽減されるのではないか.Uさんまで元気がなかったら,この家族は崩壊してしまうかもしれない.一家の要としての役割が果たせて,地域とのつながりを保つことがUさんにとって大切だ.運動評価をしながらリハに力を入れよう.(理学療法士)

この人のホープは何だろう? 退院後,どういう生活をしたいが目標になる.腰や膝に負担をかけず,安全に移動できるように家屋内の段差の解消や手すり設置など環境を整えたり,外出時の危険を把握する必要がある.(作業療法士)

家族関係や家庭の状況をもっと詳しく知り,フォローする必要がある.長男や次男との関係はどうなんだろう.地域の中には頼れる人がいるのかな.どんな社会資源を利用できるか,エコマップをつくって考えよう.(社会福祉士)

腰や膝の痛みを改善するために,薬を飲み忘れないように,何か工夫が必要だ.痛みがなければリハが進むだろう.奥さんはいろいろ病気があり,食事に気をつけなければならなそうだけど,どうしているんだろう? 家族を心配しているUさんのニーズって何だろう?(看護師)

図3　各専門職が事例5について考えていること

た姿を目指すことが目的になります.この場合は「Uさんが不安なく退院できる」「Uさんが自宅でもリハを継続できる」などです.

「承」では,議論を広げていきます.感じたこと,疑問,自分の考え,経験・知識を出し合い,テーマについて多角的に捉えていきます.他者の意見を傾聴し,受けとめる姿勢で臨むことにより,お互いの違いがわかり,相互理解が深まります.

1つの意見ごとに1枚の付箋紙に書いておくと,あとで意見を比較したり整理したりしやすくなります.図3に示した「各専門職が事例5について考えていること」を付箋紙に書くとすると,看護師では「痛みの改善」「薬の飲み忘れ」「痛み軽減でリハ↑」「妻の食事」「ニーズ」などの簡潔なキーワードでかまいません.ただし,それぞれが書いたことを共有するときは,付箋紙に書いたことを具体的に説明します.言い放しで議論していると流れてしまう意見が多くなりますが,付箋紙に書いてあると何度も目にする,つまり何度もその意見を思い出すため,忘れにくくなります.「承」のときには,「ニーズって何?」「ホープって何?」

「エコマップって何？」「社会資源ってどういうことを指しているの？」「運動評価って何？」とメンバーが使う言葉がわからないときには質問し合います。

「転」は，どんでん返し，つまりこれまでとは異なる方向に議論が展開するということです。「起」で出された意見をさらに検討していくと，お互いの意見の違いが明確になったり，対立する意見が出されたりします。そのため，葛藤や停滞が生じやすい段階です。しかし，新しい発想の意見やチームとして合意できるアイデアが出てきたりもしますので，ねばり強く議論するように促します。

お互いの考えに優劣をつけようとしたり，疑問への答えがないと先に進めないと投げ出そうとする人がいたり，無理に1つにまとめる必要はないのではと合意することをあきらめる人がいたりします。しかし，話し合っていくうちに，表現の違いはあるものの，みんな同じことが大切だと思っていることに気づきます。ここでは，「Uさんが，できるだけこれまで通りの生活に戻れる」ということでした。これはチームで目指す方向（目的）について合意したということです。目的が合意できれば，そのためにチームでできることは何か，話しやすくなります。本人のことと家族のことについて分けてみる，家族で解決できることと家族だけでは解決できそうもないことを分けてみる，今ある家族の力と外から支援できそうなことに分けてみるなど，いろいろな意見が出てくる可能性があります。

「承」ではUさんのことを考えているようで，お互いの考え方を知ることが重視されますので，「自分は，自分は」を主張し合う段階です。しかし，「転」では対立や葛藤の中から，自分の考えに固執せず，Uさんを中心に考えることができるようになっていく段階です。

「結」はむすびです。それまでの議論をふまえて，チームとしての結論を出したり，議論してきたプロセスを整理したりします。

②発散・収束型

発散・収束型は，「発散」と「収束」という2つの方法で構成されています。「発散」では，アイデア（考え，着想，発想，思いつき，意見，見解，考え方，思想，知識など）を出していきます。ブレーンストーミングを使い，自由奔放（人のことは気にせず思った通りに），質より量（内容を深めるよりもアイデアをたくさん出す，人と同じでもかまわない），批判厳禁（どんな意見も批判せず受け入れる），付け足し歓迎（人の意見を少し変えた意見やアイデア同士を合体させてもよい）のルールを厳守して進めます。これ以上は思いつかないというくらいまで出し合います。ここでも付箋紙を使うとあとで整理しやすくなります。ファシリテータはアイデアが偏る可能性を予測し，ほかの切り口に議論を広げられるように準備しておきます。例えば，現在の状況についてのみ検討していれば，先々はどうなると予測されるかと投げかけてみます。また，「発散」しているときにまとめようとする人がいますが，「発散」に「収束」が

混ざることにより，アイデアが広がらなくなる可能性があるため，「発散」に集中するように促します．

「収束」では，アイデアを整理します．近い意味でまとめたり，特定のキーワードを含む内容でまとめたりします．整理していくと，アイデアの全体像と細かい内容が見えてきます．「収束」の作業に刺激されて，またアイデアがわいてくることがあります．しかし，「収束」に「発散」が混ざると収集がつかなくなりますので，「収束」のあと再び「発散」と「収束」を繰り返します．2，3回やっているうちに，アイデア同士の関係や優先順位が見えてきます．そうなってくると結論を出しやすくなります．

発散・収束型では，じっくり相互理解をする段階がありませんので，ファシリテータはプロセスの中で相互理解が深まるようにかかわります．

事例5では，「発散」ではUさんとその家族に対する自身の考えや経験・知識，疑問をどんどん書き出し，「収束」で出てきた内容を整理し，Uさんとその家族に対して専門職として何をすべきか，結論を出します．

③ダイアログとディスカッション

ダイアログは対話（19頁）です．情報の意味づけの共有をしながら，相互理解を深めていく方法です．①の起承転結の「承」に似ています．

ディスカッションはいわゆる議論です．本書では議論を話し合いという意味で曖昧に使っていますが，ここでは議論は結論を出すことを目的とした話し合いを指しています．結論を出し急ぐと，内容が広がらず，対立は解消されず，一部の人は合意しないまま，最悪の場合は従来通りということで議論が終わることがあります．

ダイアログはチームの一体感は生まれますが，いつまでたっても結論は出ません．ディスカッションはチームとしての共通認識がもちにくく，議論についていけない人や納得できない人は置き去りにされます．そのため，ダイアログでお互いの考えを理解し合えたら，ディスカッションをするというのがこの方法です．

事例5では，ダイアログでは，①の「承」のように，感じたこと，疑問，自分の考え，経験・知識などについて語り合い，相互理解を深めます．ディスカッションでは，この事例の根本的な問題は何か，専門職としてするべきことは何か，この事例から学ぶべきことは何かを話し合います．そして，起承転結の「結」あるいは発散・収束型の「収束」のように，チームの結論を整理します．

④問題解決型

問題解決型は看護過程と同様のプロセスを辿るため，看護師にとっては，最もなじみやすい方法です．情報の意味づけ，問題の確認，目標，具体策の提案という流れに沿って進めます．

事例5でも，提示された情報が何を意味しているのか考え，Uさんに

54　　Chapter 2　ファシリテーションスキルの基本

関連する問題は何かを抽出します．そして，Ｕさんの目標を設定し，目標を達成するような具体的な方法について検討します．

⑤ワールドカフェ

ホールシステムアプローチ（集合的対話）の1つで，大規模な対話を可能にする方法です．4〜5人1組でテーブルにつき，テーマ（課題）について対話し，話したことをテーブルに広げられた模造紙に書き込みます．20分程度で席替えをして，別のテーブルに行き，新しいメンバーと対話します．ただし，ホスト役を1人決めて（固定），その人はテーブルに残ります．これを何回か繰り返し，最後に元のテーブルに戻って議論の結果や新たな発見をメンバーと共有します．テーマは全体で同じ場合と各テーブルで異なる場合があります．また，メンバーの移動は自由に動かす場合と，同じチームのメンバーと一緒に別のテーブルに移動するなど，方法を工夫することができます．最後に感じたり考えたりしたことなどについて，全体共有をします．

⑥ロールプレイ（役割演技）

登場人物を演じることにより，他者の立場から問題を理解する方法です．

事例5では，Ｕさん，妻，三男，三男の妻などの登場人物を設けます．全体を登場人物の数（ここでは4つ）のチームに分けて，チームごとに登場人物の特徴や人柄などについて話し合い，全員の前で代表者がロールプレイをします．または，全体の中から登場人物役を選び，それらの人が全員の前で演じます．終了後，演じた人が感じたこと，考えたことを発言し，ほかの参加者も交えて意見交換します．チームごとに登場人物を担当した場合は，チームで振り返りを行い，発表し合うことも可能です．

ロールプレイを行うことにより，事例そのものを実感しやすくなります．ロールプレイをする場合は，十分にシナリオを検討する必要があります．適当に演じてしまうと，登場人物の気持ちや場面をリアルに体験することができません．

⑦シミュレーション

ある事象を単純化し，疑似的に体験することにより問題解決を考える方法です．技術のトレーニング，救急対応のトレーニング，場面を設定したトレーニングなどの目的で行われます．事例5の場合は，場面を設定したトレーニングになりますので，Ｕさんに「そろそろ退院後のことを考えませんか」と声をかけると，「家に帰ることが心配です」と話し始めた場面，奥さんから「私は夫の世話はできませんので，トイレとお風呂が自分でできるようになるまで，入院させておいてくれませんか」と頼まれた場面，三男家族が面会に来たときに「お金がない」「就職できない」「体調が悪い」と怒ったような三男の声が聞こえており，家族

●**ホールシステムアプローチ**
組織や分野の壁を越えて全員で話し合いを行うことで創造的なプランを生み出していく手法．

2　話し合いの場をつくるスキル　　**55**

が帰ったあと肩を落としているUさんに話しかけようとしている場面などを設定し，かかわり方を通してUさんの問題を理解していきます．

⑧体験学習型

体験を通して気づきを促す方法です．ゲームや見学，インタビュー，フィールド体験，アクションラーニング（チームでの体験）などの種類があり，ロールプレイやシミュレーションも体験学習型の一種です．

体験（何をしたか，何をしなかったか）によって感じたことや考えたことが何だったかを振り返り，それを参加者同士で共有して共通点や違いを知り，自分の行動（行動しなかったことを含む）の意味を考えます．その意味を一般化して捉え直し，実際の行動につなげていきます．

3　チーム形成のためのスキル

チーム形成が先か，議論の深まりが先かを明確にすることは困難ですが，議論の深まりとチーム形成は強く影響し合っています．そのため，ファシリテータはチーム形成を促進するような仕掛けを用意しておきます．

よりよいアイデアは，心身ともにリラックスして頭を柔軟にして話しているときにわいてくるものです．かたくるしい雰囲気の中でなかなか意見は出てきません．そこで，チーム活動を始める前に，メンバーが意見を出しやすい環境をつくります．話し合いの場をつくるスキル（47頁）とチーム形成のためのスキルが相乗効果をもたらします．

1 自己紹介

見知らぬ人との会議や研修では，参加者は居心地が悪く，緊張気味です．そのため，チーム活動を始める前にぜひやっておきたいことは自己紹介（図4）です．所属と氏名だけではなく，

- 仕事の中で大事にしていること
- 看護師になって得たこと（得たもの）
- 最近，嬉しかったこと（楽しかったこと，ワクワクしたこと）
- 最近，いやだったこと（残念だったこと，つらかったこと）
- 自分の好きな時間（何をしているときが好きか）
- 苦手なこと（公私ともに可）
- 行ってみたい場所
- 1年以内（5年以内，10年以内）に成し遂げたいこと（公私ともに可）
- 一生のうちに経験したいこと（公私とも可）
- 自分を電気製品（動物，花，看護用具）に例えると
- 看護師以外でやってみたい仕事
- 今だから言える失敗談

など，人柄が伝わるような内容を設定し，2～3個を提示します．マジックとA3の紙を渡して，そこに自己紹介の内容を大きく書いてもらいます．5分程度の時間が必要です．時間が余った人には，今の気持ちを絵で描いてもらいます．いきなり自分のことを問われて戸惑う人もいますが，自己紹介の内容を考えることは自分を見つめる機会になります．紙をメンバーに見せながら自己紹介をしてもらいます．紙に書いてありますので，話がしやすくなります．声を出すことによって緊張がほぐれます．

　ほかの人は，一緒に活動するメンバーがどんなことを大事にしているのか，どんなことを目標にしているのかを知り，安心したり共感したりします．プライベートな話を聴くことによって人柄が伝わってきて，メンバーを尊重する気持ちが芽生えます．自己紹介の時間はメンバーの人数によりますが，10～15分とります．時間に余裕があればあえて多めに時間をとり，時間が余ったチームには「おしゃべり」をしてもらいます．「おしゃべり」によってお互いの親近感や信頼感が深まります．自己紹介の時間に笑いが起こるくらいであれば，その後のチーム活動をしやすくなります．

　自己紹介はアイスブレークの1つのです．そのほか簡単なゲームをしたり体を動かしたりする方法もあります．

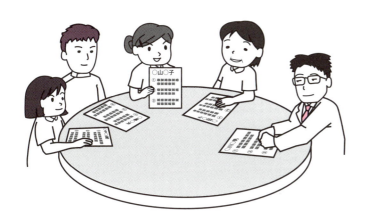

図4　自己紹介

2 チームのルール

　チームの暗黙のルール（14頁）ではなく，共有できる明確なルールをつくります．例えば会議に遅刻しない，1人1回以上は発言する，1人1回以上は人と違う意見を言う，人の意見を否定しない，人を否定する言葉を使わないなど，ルールを守ることによってチーム活動が活性化するような，全員が守れそうなものを1つか2つ，チームで決めてもらいます．前述のような例をファシリテータが提案してもかまいませんが，ファシリテータに従わなければならないと思わせないように配慮します．

3　チーム形成のためのスキル

研修ではその場限りのチーム活動ですので，安心して話ができるように，話した内容や個人情報などを外部に持ち出さないというルールをファシリテータから提案します．

4 議論をリードするスキル

1 コミュニケーションで議論をリードする

いわゆる「議論（ディスカッション）」を深めるためのスキルが議論をリードするスキル[4] です．一歩踏み込んだやりとりができるように，議論が中盤になり，話を深めたりまとめたりしていく段階でも，きくスキルを積極的に使います．

自身のコンテクスト（21頁）をもとに，自分勝手に相手を理解しようとすると，意見はかみ合わなくなります．そのため，きく（35頁）姿勢が重要です．しかし，意見がかみ合わない一因には，話し手の話し方もあります．論理性に欠けた話や情報が足りない話には，聞き手は想像で補いながら理解するか，理解することを放棄するしかありません．想像力は知識や経験によって個人差がありますので，メンバーの理解にも差が生じます．そんな議論を続けていると，意見がかみ合わなくなるのは当然です．

論理とは話の筋道であり，論理的な話には「話の前提となる知識」「話の根拠（理由）」「主張したい結論」の3つが揃っています．しかし，会議やカンファレンスではその場で思いついたことを話すため，論理的に話をするのは意外と難しく，言いたいことがうまく伝わりません．そこで，ファシリテータが訊くスキルを使って話し手を手助けします．

①みんなとは誰か

Aさん：年をとるとみんな意欲が低下しますよね．

Aさんの意見を聞いて，頷いているBさんは，自分の80代の祖父を思い出しながら，以前はスポーツや旅行によく出かけていたけれど，2年前に足を捻挫して以来，家にいることが多くなったなと思っていました．同じく頷いていた50代のCさんは，自分自身が40代の頃に比べると，働く意欲も家事をする意欲も低下してきたなと考えていました．素直に頷けなかったDさんは，90代の祖母が今も毎日畑仕事をして，自分のホームページまで開設していることを思い出して，意欲を失わない人もいると思っていました．

そこで，ファシリテータがAさんに質問をします．

ファシリテータ：年をとるというのは何歳以上の人を指していますか？

ファシリテータ：みんなというのは，どのくらいの割合の方をイメージされていますか？

ファシリテータ：何に対する意欲が低下していると思われますか？

よく聞いてみると，Ａさんは入院中の患者のＥさんを思い浮かべていました．あんなにトイレ歩行を頑張っていたのに，最近は自分からポータブルトイレにしたいと言い出して，意欲が低下しているのではと心配しているということでした．つまり，Ａさんは「みんな」という言葉を使いながらも，一般論を言いたかったわけではありませんでした．

②具体性が不足

Ａさん：Ｅさんの家族が力を合わせてやっていこうとしているので，このまま見守っていけばいいと思います．

Ａさんの意見を聞いて，お見舞いにも来ないあの患者さんの家族が？と思った人がいるかもしれません．そこでファシリテータが質問します．

ファシリテータ：家族が力を合わせてやっていこうとしているというのは，どのような情報ですか？

ファシリテータ：見守るというのは誰が何をすることを指していますか？

Ａさんは，患者のＥさんが昨日，久しぶりに見舞いに来た娘と話をする機会があり，仕事を辞めて，同居できるように準備を進めていると聞いたので（看護記録には記載していない情報），準備の状況を見ながらソーシャルワーカーに相談して訪問サービスを入れるなどの相談をすればいいのではないかと考えていたのでした．しかし，この発言からはまったく伝わっていませんでした．

③理由をききたい

Ａさん：患者のＧさんは家で暮らすよりも施設で暮らしたほうが幸せだと思います．

ファシリテータ：そのように考えている理由は何ですか？

Ａさんは，Ｇさんが「同居している息子の妻とそりが合わないので，喧嘩が絶えず，今回の入院中に，私の部屋を勝手に孫の部屋にされてしまい，家に帰っても居場所がないのです」と泣きながら話してくれたの

で，そんな意地悪な家族がいる家に帰るよりも，施設で暮らすほうが幸せなのではないかと考えた，とのことでした．

④情報源が曖昧な内容や偏った価値観を込めた言い方，話の飛躍

- この地域は高齢化が進んでいる割には，利用できるサービスが少ないことが問題です．
- 患者さんや家族とコミュニケーションをとることが一番大切だと思います．
- 時間が来たら帰るなどというのは，専門職として失格だと思います．
- 患者のWさんは，次に何をするのかといちいち聞いてくるので，何か不安があるのだと思います．
- 専門職が介助するから患者さんが自立できないのではないですか．
- これまでずっとこのやり方でやってきて失敗したことは一度もありません．
- 患者さんの気持ちに配慮しながら社会資源をうまく活用することで，患者さんの生活が充実すると思います．

　いずれもファシリテータは具体的に説明するよう促しますが，言い方には十分気をつける必要があります．話し手が意地悪な突っ込みを入れられたと思ってしまうと，次の発言を阻害してしまう可能性があるからです．また，ほかのメンバーが，ファシリテータが意地悪な突っ込みを入れていると感じると，自分もされるかもしれないと思って，発言を控えてしまうかもしれません．

　ファシリテータが質問するのは，話し手が十分に伝えきれていない考えや思い，価値観を引き出すように促すためであり，それは話の内容をチームで共有するためです．ファシリテータが繰り返しいい見本を示すことで，メンバー同士で意見がかみ合うように質問し合うことができるようになっていきます．

2 図を使って議論をリードする

　議論の中で出されるたくさんの意見を記録するのは困難です．そうでなくても，書記になるとほとんど議論に参加できないこともあります．意見を流したり忘れたりすることなく，全体を眺めながら議論できるようにするためには図を使うことが効果的です．

　ここでは「よりよいカンファレンスを開催するために何をすべきか」という課題に対する4つの問題解決プロセス[5]を通して，図の使い方について解説します．

　用意するものは付箋紙，マジック，模造紙（またはホワイトボード）です．

①ステップ1：カンファレンスの理想の姿

　1つ目のステップでは，Tony Buzan が考案したマインドマップ（図5）を使います．よりよいカンファレンスを開催するために何をするべきかという課題に対して，いきなり答えを出そうとするのではなく，まず，理想的なカンファレンスの姿を思い描いてみます．

　模造紙の中央に「理想のカンファレンス」のイメージの絵を描き，もとになるキーワードをいくつか書きます．1つの系列は同じ色で枝を分岐させながらキーワードの枝を広げていきます．キーワードの表現は名詞，動詞，形容詞など何でもかまいません．抽象度の前後はあまり気にすることはありません．これは，重複することなく情報やアイデアを整理できるツリー型の図です．

　最初のキーワードが偏ると発想が広がらなくなります．意識しすぎる必要はありませんが，人（身体，心理，社会），環境，概念など異なる視点のキーワードを含むようにします．

●マインドマップ
頭の中で起こっていることを目に見えるようにした思考ツール．

②ステップ2：理想のカンファレンスとのギャップ（現状の問題）と原因の分析

　2つ目のステップでは，ステップ1でマインドマップを使って思い描いた「理想のカンファレンス」とのギャップが生じるのはなぜか，その

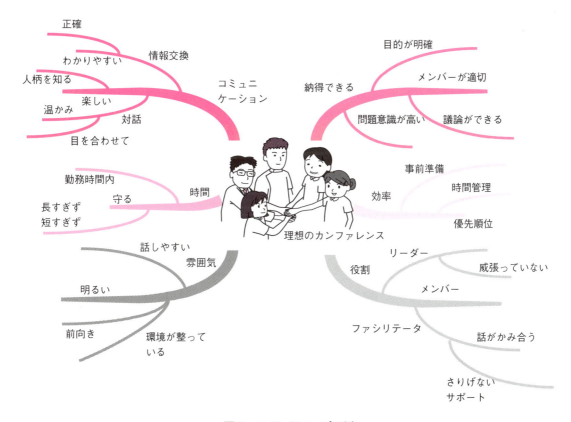

図5　マインドマップの例

4　議論をリードするスキル　　61

要因を明らかにしていきます．ここでは，特性要因図またはプロセスマップを使います．特性要因図は完成図が魚の骨のように見えることから，フィッシュボーン・チャート（fishbone diagram），フィッシュボーン・ダイアグラム（fishbone diagram）とも呼ばれています．石川馨が考案したことからイシカワ・ダイアグラム（Ishikawa diagram）ともいわれています．特性要因図もツリー型の図です（図6）．

●特性要因図
特性と要因の関係を系統的に線で結んで（樹状に）表したもの．

まず，紙やボードの右側に特性（追究する問題．ここでは「理想のカンファレンスとのギャップ」）を書き，大骨を書き込みます．ここでは，大きな要因はマインドマップの最初のキーワードを用いますが，別の要因をつけ足してもかまいません．大骨の特性が起こる要因を考えながら，中骨を追加し，中骨の特性が起こる要因を考えながら小骨を追加していきます．ステップ1で出された言葉の反対を考える思考になりますが，それだけで終わらず，もっとないか，要因は何か，追究を深めていきます．

もう1つの方法は，プロセスマップです．仕事の流れや状況の関係性をつなげていきます．看護で描く関連図と同じ考え方ですので，ここでは省略しますが，プロセスマップはフロー型に分類される図です．

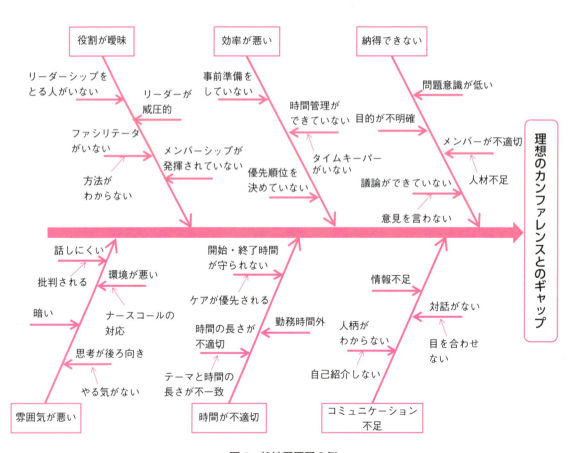

図6　特性要因図の例

③ステップ3：現状の問題に対する解決策

3つ目のステップでは，ステップ2で見えてきた現状の問題に対する解決策を考えるため，ロジックツリーまたは親和図を使います．

（1）ロジックツリー

ロジックツリーはツリー型の図です．ロジックツリーは，「どうやって？」と問いながら方法を具体化していく「How ツリー」と「なぜ？」と問いながら要因を具体化していく「Why ツリー」があります．ここでは解決策を出していきますので「How ツリー」を使います．「Why ツリー」はステップ2の現状の問題の原因の分析に使うことができます．

ステップ2であげられた要因を整理しながら解決策を導き出します．解決策はできるだけ具体的に書き出します．アイデアを出しているときには，解決策を選択したり，優先順位を考えたりしません．実現は難しそうだと思うようなものも排除しません．そうでないと，効果が大きくて簡単にできるアイデアしか出てこなくなり，発想が広がらなくなってしまいます．また，「問題意識を高める」「明るい雰囲気をつくる」「改善する」のような曖昧な解決策ではなく，できるだけ具体的に表現します．

図7は，「どうやって？」と問うと，下位（この図では右側）がその答えになっており，より右に行くほど具体的な解決策が表現されています．逆に，下位の内容を「そうするとどうなる？」と問うと，上位（この図では左側）がその答えになっています．上位から下位に，下位から上位に，具体策の道筋を確認することができます．

（2）親和図

親和図（**図8**）では，付箋紙を使ってアイデアを書き出し，似ている内容を集めながら，その内容や関係を整理し，グループ化された内容にタイトルをつけます．この作業を繰り返すと，小さなグループから大きなグループまで，段階的なグループが複数できていきます．親和図は，アイデアやグループの重なりによって，関係の距離感が見えてくるサークル型の図です．親和図は，最初から枠組みを想定せず，たくさんのアイデアから情報や問題を図で整理していく方法ですので，ステップ2の要因をタイトルにして解決策を考えていくのではなく，要因は意識しながらも，分類を意識せずにどんどん解決策を出していくほうがアイデアは広がります．タイトルをつけるときに，ステップ2の要因と同じにならなくてもかまいません．どちらかというと斬新な切り口で整理するほうが，図を使ったおもしろさを体験することができます．ロジックツリーのように「どうやって？」と順序に従って問いていくよりも自由度は高いものの，解決策の視点からもう一度問題を整理し直すことになりますので，原因を追究してから解決策を出す今回のような場合はロジックツリーのほうが使いやすいかもしれません．

④ステップ4：最善策の選択

4つ目のステップでは，ペイオフマトリクス（**図9**）を使います．ペ

●**ロジックツリー**
あるテーマをツリー状に展開し具現化する手法．

●**親和図**
はっきりとしない問題や漠然とした状況に対して親和性によってグループ化・図式化し問題の所在や本質を明らかにする手法．

●**ペイオフマトリクス**
多数のアイデアの中から有力なアイデアを絞り込む手法．縦軸に「実効性（効果）」横軸に「現実性（費用・手間）」をおいたマトリクス．

4　議論をリードするスキル　　63

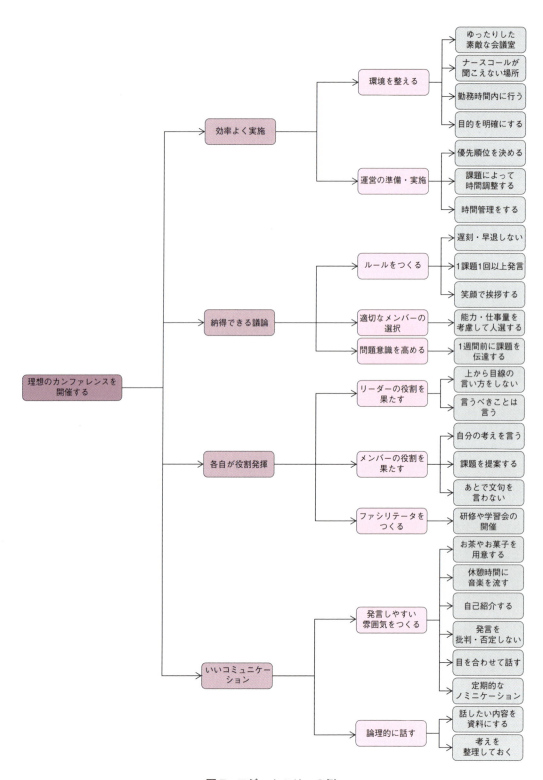

図7 ロジックツリーの例

64　Chapter 2　ファシリテーションスキルの基本

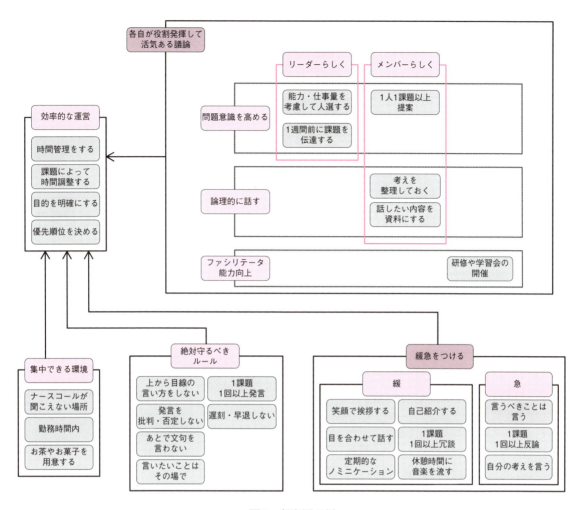

図8 親和図の例

　イオフマトリクスは，報酬と結果を行列で示す図です．実効性（効果が大きいか小さいか）と現実性（簡単にできるか難しいか）を縦軸，横軸にとり，ステップ3で出された解決策をマッピングしていきます．

　実効性が大きく現実性も高い解決策は，優れた解決策です．実効性は高いが現実性は低い解決策は，努力しながら取り組むべき解決策です．実効性は低いが現実性は高い解決策は，すぐに取り組むべき解決策です．実効性も現実性も低い解決策は，やっても仕方がない解決策です．最後に，実効性が高く現実性も高い解決策の中から，チーム全員でやってみようと合意できた解決策を1つ選択します．複数選択してもかまいませんが，無理をすることはありません．話し合いの最善の結果は，合意できたことをメンバー全員が実施することによって高い成果を得ることです．

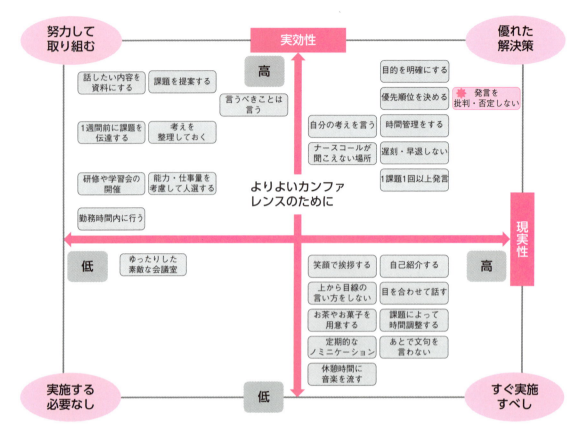

図9　ペイオフマトリクスの例

ほかにもいろいろな種類の図がありますので，どのような課題にはどのような図を使うことが適当か試してみてください．

3 合意形成する

　合意形成しチームの結論を出す，議論の最終段階です．1人では辿り着けなかったような新しい考えが創出されたり，納得できる結論が得られたりします．議論が紛糾したとしても，ファシリテータは調停者ではありませんので，妥協案を出す必要はありません．ファシリテータは，チームとしての結論を出すことができるように，これまでと同じように議論を支援します．

　議論を尽くしていれば，多数決でもかまいません．出された案のメリットとデメリットを整理したり，ペイオフマトリクスを使ったりして，結論を出しやすくします．十分に時間があれば，全員の合意（コンセンサス）が得られるまで議論することもありますが，臨床の現場では難しいかもしれません．そのため，すべての案に合意を得ることを目指すのではなく，メンバー全員が支持できる案を少なくとも1つ，チームで創り出すことを目指します．

　結論を確認するときに，議論の中でどのような意見があったかをファ

シリテータが再確認し，少数派の意見をもう一度取り上げるようにします．チームの結論の多くは，個人の意見とは異なりますが，自分の意見が通らなかったとしても，議論に参加した意義を感じられるようにすることが，次のいい議論につながります．

5　ファシリテータの役割発揮に必要なこと

1 振り返り

　ファシリテータの役割について頭では理解できても，実際にやってみると思うようにはできません．自分の一言で議論が停滞したらどうしようと思っているうちにタイミングを逃してしまい，じっと見守っているだけになってしまった，発言の強い人に引っ張られていてほかのメンバーは納得しているようには見えなかったけれど，どのようにかかわればいいのかわからなかった，ということもあります．経験はもちろん大切ですが，より効果的に経験を積み重ねるために，振り返りは欠かせません．

　振り返りは，個人で行う場合とグループで行う場合があります．複数のファシリテータがいる研修などでは，研修終了後にファシリテータ同士で集まって，振り返りをすることをお勧めします．ファシリテータが準備する話し合いのプロセスの1つである「体験学習型」（56頁）は，振り返りにも適応できる方法です．その例を示します．

①体験から気づいたことを意識する

　あなたはファシリテータとしてどのような行動をしましたか，どのような行動をしませんでしたか（意図的にしなかったこと，したほうがいいと思いながらしなかったこと），ファシリテータをしてみて何を感じましたか，何を考えましたか，などを問いかけ，個人で振り返りをします．この振り返りの中には，事実（見たり聞いたりしたこと）も含まれます．

> ● ファシリテータとして何かしないといけないのではないかと少し焦っていたけれど，メンバー全員が活発に意見を言っていたし，内容が偏っているようには思わなかったので，「あと10分で終了ですよ」と声をかけた以外は口を挟まなかった．話があちこち飛んでいたので，まとめは忙しかったけれど，みんな集中して，協力し合っていた．そういえば，役割分担を決めなかったけれど問題はなかった．

②気づいたことを共有する

　個人の振り返りをお互いに話します．そして，「ほかの人と自分の共通点や違いは何か」を伝え合います．ファシリテータとしてのかかわり

5　ファシリテータの役割発揮に必要なこと　　67

方の正否やチームの優劣を決める必要はありません.

- ●ほかのグループでは，沈黙が長かったり，ファシリテータの発言に反発する態度をとったりする人がいて，チームによる違いがあるということがわかった．あるファシリテータは，おとなしい人ばかりが集まっているようなチームだったので，口を出しすぎてしまったと言っていた．別のファシリテータは，口の立つ人ばかりが集まっているチームだったので，勢いに圧倒されてしまい，脱線していてもかかわれなかったと言っていた．それから，上手に聴き役になっている人は自分の意見をあまり言っていなかったと言っていたけれど，たしかに私が担当したチームにもそういう人がいた.

③意味づけする

ほかのファシリテータとの共通点や違いをふまえて，「自分がファシリテータとして行動したこと，行動しなかったことにはどのような意味があったのか」「なぜ直面した状況についてそのように感じたのか」を意味づけします.

- ●みんなの話を聞いて，最初はいいチームにあたってよかったと思ったけれど，私は細かく観察できていなかっただけかもしれない．聴き役に回っていた人が2人いて，あまり自分の意見を言っていないということに，なんとなく気づいていたけれど，積極的に質問をしていたし，一緒に笑ったりしていたので，それでいいと思ってしまった．年上の人たちに遠慮していたのかもしれないし，もしかするとファシリテーションを意識して，自分を出さないようにしていたのかもしれない．チームの内側のファシリテータ（69頁）は1人のメンバーとして議論に参加したほうがいいので，私がかかわる必要があったのかもしれない．よく考えると，メンバーが話すことを楽しんでいる様子に安心してしまった．議論の深まりにはあまり関心を向けていなかった.

④意味づけしたことを一般化する

意味づけしたことから「何を得たか」「意味づけしたことにはどのような法則があると思うか」を問います.

- ●議論しながら笑い声が聞こえるような盛り上がりも大切だけれど，もっと大切なことは，納得できる深い議論ができているか，議論を通してお互いを理解し合い，チームになっていっているか，ということである．そこを見落とさないように，ファシリテータとして，チームや個人の流れを客観的に把握する観察力をもつことが必要である．ファシリテータとして何をすべきか考える前に，チームと個人をよく観察する必要がある.

68　　Chapter 2　ファシリテーションスキルの基本

⑤一般化したことの応用を考える

「一般化したことは，どのようなときに応用できるか」，自身の課題も意識しながら，考えます．

- ●チームと個人の観察はいつでも応用できる．今回は研修だったけれど，カンファレンスでも会議でも使える．病棟の運営を考えるときも，みんなが笑っていればうまくいっていると判断してしまいがちだけれど，笑顔の裏で悩んでいる人もいるかもしれないので，現象を掘り下げて観察するようにしたい．

⑥行動につなげる

「自身の課題を実行するために必要なことは何か」「課題を実行した（しない）ときに得られるものは何か」を問います．

- ●細かく観察できるようになるためには，「どうなっているの？」「どう思っているの？」とチームや個人にもっと関心をもつことが必要である．観察力が向上すれば，真の問題を発見できるようになると思う．

このように，個人であるいは他者と一緒にファシリテータの経験を振り返り，それを繰り返すことによって，チームやメンバー一人ひとりのプロセスを客観的に捉え，ファシリテータとして何をすべきか実感できるようになっていきます．

② ファシリテータとチームの位置関係

ファシリテータの役割を理解するためには，ファシリテータがチームの外側にいるのかチームの内側にいるのかという位置関係から，自身の立場を理解する必要があります．

①ファシリテータがチームの外側にいる場合

研修におけるチーム担当のファシリテータや決定権をチームに委譲しチーム活動を見守っている管理職などは，チームの外側にいるファシリテータです．自身はチームメンバーではなく，チームの外側にいる場合のファシリテータは，チームやメンバーの動きを客観視しながら，チームの知的相互作用を促進します．この場合は，基本的には議論に参加せず，必要なときに働きかけます．

チームの成長に伴ってかかわる回数は減少し，ほとんど口出ししないこともありますが，チーム活動が終了するまで見守り続けます．

②ファシリテータがチームの内側にいる場合

ファシリテータがチームの内側の立場というのは，ファシリテータ自身が同職種チームや多職種チーム活動のメンバーの場合です．ファシリ

テータも議論に参加しながら，同時にチームやメンバーの動きを客観視し，チームの知的相互作用を促進するような発言をするため，ファシリテータとメンバーという2つが混在した形で役割発揮することになります．チームが未熟な段階では，司会進行を担うこともあります．

3 モデルを示す

　ファシリテータは1人である必要はありません．全員がファシリテータであれば，つまり全員が知的相互作用を促進する方法を理解していれば，議論しやすくなります．そのため，議論の質を高めるためには，自身のファシリテータスキルを磨くだけではなく，ファシリテーションについてメンバーに伝えることが近道です．

　人は無意識に他者の行動とその結果を観察しています．いい結果がもたらされた場合はその行動を模倣し，適応的な行動パターンを習得し，不適応な行動パターンをとらなくなります．悪い行動も同様です．テレビで格好いい，人気のある俳優がタバコを吸っているのを見て，自分もそうなりたいと思い，タバコを吸い始めるというのはその例です．これをモデリングといいます．見て学ぶ段階では，自分自身が実際にその行動をとらずに学ぶ代理学習をしています．

　ファシリテータとしてのモデルを見せるとともに，ファシリテーションを理解する仲間を増やして，その人たちが議論のモデルを見せることが，有効な会議やカンファレンスの運営につながります．

■ 引用文献
1) 堀 公俊：ファシリテーション入門．日本経済新聞出版社，pp88-122，2004．
2) 中野はるみ：非言語コミュニケーションと周辺言語．長崎国際大学論叢，8：45-57，2008．
3) 前掲書1)．pp60-76．
4) 前掲書1)．pp124-158．
5) 堀 公俊：ビジネス・フレームワーク．日本経済新聞出版社，pp62-63，pp64-65，pp66-67，pp72-73，pp82-83，2013．

Chapter 3

看護実践に活用する
ファシリテーション

1　研修でのファシリテーション

　研修でのグループワークは「与えられた問題に一緒に取り組み，発表する」のように，目標をもった集まりではありますが，グループの目標は与えられた問題をこなすことです．

　もし，問題そのものは与えられたものだったとしても，何が問題なのか問題の本質について議論し，チームで問題を解決する意義を認識して，問題が解決した状況を目標に設定して問題解決に取り組んだとしたら，それはチームワークになります．

　ある研修で事例6が提示されました．グループに与えられた課題は「事例が抱える問題を整理し，模造紙に書き出す」ことです．

事例6　Kさんの心配事

　Kさん（男性，40代後半）は，1年前に肝臓がんと診断され，自宅療養していましたが，病状が悪化したため入院しています．自宅には両親と妻，高校3年の長男，中学1年の長女，小学3年の次男が同居しています．Kさんの父親（70代後半）は認知症のため，母親が面倒をみています．

　妻は子どもたちにも人気があるベテランの小学校教諭で，来年は副校長になる予定です．妻の実家の両親も高齢のため妹夫婦と交代で様子を見に行っていますが，遠方のため1年に2回程度で，妹夫婦に負担をかけているのを心苦しく思っています．

　高校生の長男は成績が優秀ですが，Kさんが病気になったため大学進学をあきらめてアルバイトをしていますが，最近，公園で友だちと一緒に喫煙しているところを通報され，補導されました．長男はときどき小学生の次男に暴力をふるっていたようですが，次男が黙っていたため家族は誰も知りませんでした．3ヵ月前に次男の担任の先生から連絡があり，Kさんの妻は，長男の暴力のために次男の腕や足に青あざができていることを知りました．

　中学生の長女は半年前から登校拒否で学校を休んでいます．家では1日中パジャマのままで漫画を読むかビデオを見るだけで，家のことは何もせず，外出もほとんどしません．

　Kさんは，病気になって会社を退職しましたが，これまでの経験を活かして，家でインターネットの広告をつくる仕事をしていました．今は入院中のため仕事が滞っています．Kさんが病気になる前は，家族は仲がよく，幸せを絵に描いたような家族だといわれていました．Kさんは，もし自分が死んだら家族がバラバラになってしまうのではないかと，常に家族の将来を心配しています．また，いつも笑顔で家事，仕事，家族のことを一手に引き受けて頑張ってい

る妻がこの頃疲れている様子のため，妻を少しでも楽にさせてあげ
たいと思うのですが，自分には何もできることがないと落ち込んで
います．

　事例を読み合わせて，問題だと思うところを模造紙に書き出していき
ます．話し合いをしなくても，**表1**のように，文章から問題として読
み取ることができる部分を書き出すことができます．同時に，提示され
た文章だけでは判断できない疑問も出てくると思われます．疑問への答
えによって，問題の内容や程度が変わる可能性があるためです．ここま
では個人作業でもできます．

表1　問題と疑問

問　題	疑　問
Kさんは肝臓がんで，病状が悪化した	命にかかわる状態なのか，もしそうだとすると余命はどのくらいか
両親は高齢，父親は認知症で母親が面倒をみている	母親の健康状態，父親の認知症の程度
長男はKさんが病気になったため大学進学をあきらめてアルバイトをしているが，喫煙して補導された	喫煙はいつからしているのか
長男はときどき次男に暴力をふるっていた	どのくらいの頻度でどのような暴力をふるっていたのか
次男は長男に暴力をふるわれていることを言わず，家族は誰も知らなかった	次男はなぜ誰にも言わなかったのか
中学生の長女は登校拒否で，1日中パジャマで過しており，ほとんど外出しない	長女の登校拒否はKさんの病気に関係があるのか
Kさんは会社を退職，家でインターネットの仕事をしているが今は滞っている	生計は妻の収入だけで大丈夫なのか
Kさんは自分が死んだら家族がバラバラになってしまうのではないかと，いつも家族の将来を心配している	Kさんは家族に支えてもらえず，つらいのではないか
妻が疲れている	妻が倒れたら家庭が崩壊するのではないか
Kさんは自分には何もできることがないと落ち込んでいる	Kさんは無力感に覆われているのではないか，Kさんは自分のせいで家族の幸せが失われたと思っているのではないか

　ここで，ファシリテータが「これらは事例が抱える『問題』ではなく
『状況』ではないでしょうか」と疑問を投げかけると議論には別の流れ
が生まれます．

- 問題と状況の違いは何なのか
- 問題とは何なのか
- 事例が抱える問題というのは事例自身が原因の問題なのか，事例の
  家族が起こしている問題も含めていいのか，事例に関係している問
  題という意味なのか

1　研修でのファシリテーション　　73

など，新たな疑問がわいてきて，自分たちに与えられた課題である「事例が抱える問題」とは何なのかを考えることになります．

あるいは，「これらの問題を1つずつ解決すれば，Kさんの問題は解決するのでしょうか」と投げかけると，もっと具体的に事例のKさんの問題とは何なのか，考え始めます．

- どの家族にも，そのときどきで解決しなければならないいろいろな問題が起こるのだから，Kさんの家族に問題が発生したことが問題なのではない
- Kさんの家族は問題を解決するだけの力を失っているのではないか
- Kさんの家族の問題が解決されない状況が続くことが問題なのではないか
- Kさんの家族の問題が解決されない状況が続くことによって，悪循環が生じることが問題なのではないか
- 問題はどれもつながっているため，1つひとつを解決しても意味がないのではないか
- ほとんどはKさんの病気をきっかけにして起こった状況であるが，Kさんの病気が回復すれば問題も解決するというわけではなさそうである
- Kさんの家族は，Kさんの病気によって大きなストレスを受ける中で，家族の結束力が減弱し，お互いに助け合うことができない状況にある
- 家族はそれぞれに苦しんでいる様子が伝わってくる
- 今こそ家族で協力し合わなければならないときだ，ということを確認し合うことができていないことが問題なのではないか
- 外からのサポートが何もないということが問題なのではないか
- Kさんは家族に支えてもらえないことをつらいと思うどころか，病気の自分を責めながら治療を受けている，それが問題なのではないか

など，問題について新たな解釈が生まれるかもしれません．さらに，Kさんの問題について話し合ううちに，アセスメントや解決策についても話が発展します．

- 看護師がKさんの家族に悪循環が生じている状況を知っていたら，Kさんの奥さんが疲れている様子は家族の危険信号のように映るのではないか
- もし，看護師がKさんの状況を理解していなかったら，奥さんの疲れた様子を見ても，単に仕事とKさんの看病が大変なのだろうと解釈して「無理しないでくださいね」と声をかけるかもしれない
- 看護師のほうから奥さんに「相談機関をご紹介できるかもしれませんので，お話を伺わせてください」と声をかけることができれば，

誰にも相談できずに倒れる寸前だった奥さんが，人に話すだけでも心が落ち着き，この難局を家族のみんなでどのようにして乗り切ればよいか冷静に考えられるようになるかもしれない

●K さんの病気は，K さん自身を含めて家族一人ひとりの生活や関係性を揺るがす大きな出来事である

●何かを変化させるとしたら，奥さんが元気になることが，今の K さんの健康回復に寄与する一番の変化なのではないか

●看護師がこの家族の関係に深く介入することはないかもしれないが，K さんの状況を理解しているかどうかは，よりよいケアを提供できるかどうかに影響する

など，具体的な対応や自身の看護の考え方にふれるような意見も出されるかもしれません．

　K さんの問題を理解することがチームの共通の目標になると，学習のためのグループワークからチームワークになっていきます．
　学習のプロセスにおいては，これはチーム活動だと宣言すればチームワークが始まるわけではありません．チームワークになっていくかどうかは，メンバーの一言がきっかけになることがあります．メンバーだけでは変化を起こせないときには，ファシリテータがメンバーの思考を刺激します．たった一言で話の流れが変わることもあれば，なかなか変わらないこともありますが，ファシリテータはメンバーが多面的な捉え方ができるように投げかけます．メンバーの思考を刺激するとはいっても，どのようなことがチームやメンバーへのプラスの刺激になるかはわかりませんので，メンバーの反応を見ることが大切です．メンバーの反応が鈍いときは，自分の投げかけに対する自分の意見を追加発言して，さらに思考を刺激することもあります．

2　カンファレンスでのファシリテーション

1　一言で変化するカンファレンス
　M さんについて，医師と看護師でカンファレンスをすることになりました．

事例 7　心筋梗塞の患者の退院に向けて
　M さん（女性，40 代後半）は，2 週間前に心筋梗塞を発症し，緊急手術を受けて入院中です．数日前に ICU から病棟に転棟しました．夫，高校 2 年の長男，中学生 1 年の長女と 4 人暮らしです．家事や小さな畑を一手に引き受けている専業主婦です．

①役割分担のみのカンファレンス

医師：Mさん（患者）の心筋梗塞の治療の経過は順調です．患者さんのケアのことは看護師さんたちの専門だし，私にはよくわからないから，あとは看護師さんたちでよろしく．

　治療の経過や検査結果から判断したことを一方的に伝えて，すぐにカンファレンスの場から去ってしまったら，看護師は「先生にいろいろ聞きたいことがあるのに…」と思うでしょう．これでは患者について医師と看護師が議論することはできません．
　この医師は看護師の専門性は患者のケアをすることだと認識しているようですが，看護師を「看護師さんたち」と言っていっしょくたにして，それぞれの能力や特徴には興味がないようです（**図1**）．これでは医師は治療，看護師はケアと役割を分担しているだけであり，それぞれの考えで専門性を発揮することになります．

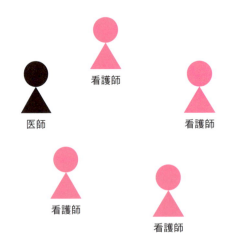

図1　医師は看護師を全員一緒と認識している

②目標が共有されるカンファレンス

医師：Mさん（患者）の心筋梗塞の治療は××の効果があり，経過は順調ですので，そろそろ栄養指導を入れたいと思っています．<u>Nさんは清拭や排泄介助などをしていて，Mさんの動作について気づいたことはありますか？</u>
看護師N：両肩が重いと言っています．左上肢の屈曲・伸展や負荷は問題ありませんが，右は痛がりますので介助が必要です．
看護師O：右手が使えないと料理や洗濯などの家事ができないと心配しています．ときどきマッサージやベッドサイドでの上肢の運動をしています．

医師：それは心筋梗塞後症候群かもしれないですね．作用機序ははっきりしていませんが，心筋梗塞に伴って交感神経が刺激されて，関節痛や筋肉痛を起こすことがあります．私もあとでMさんのところに行ってみます．
　　　退院に向けて，ある程度，家事に必要な動きができるように，リハも依頼しましょう．

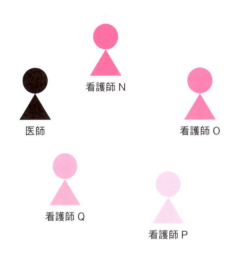

図2　医師は看護師の顔と名前が一致している

　この場面では，医師は看護師を姓で呼んでいますので，顔と名前が一致しているようです（図2）．医師は看護師が清拭や排泄の介助をしていることを知っています．看護師からもいろいろ情報提供されています．医師により，「退院に向けて，ある程度，家事に必要な動きができるように」と目標の確認がされています．
　医師が看護師Nに「清拭や排泄介助などをしていて，Mさんの動作について気づいたことはありますか？」と訊ねたのは，心筋梗塞後のため動作が負担になっていないかを確認したかったのかもしれませんので，もしかすると看護師Nの返答は医師の質問の意図とは違っていたかもしれませんが，看護師Nの情報が新たな診断につながりました．また，医師の「栄養指導を入れたいと思っている」「Mさんのところに行ってみる」「リハを依頼する」という発言により，今後の医師の行動がわかります．それと同時に，医師からの情報を，患者の状態の理解やケアに活かすことができそうです．
　①のカンファレンスとの違いは，情報や判断のやりとりがあるという点です．①の医師も栄養指導を依頼しようと考えているかもしれませんし，看護師のケアの内容も詳しく知っているのかもしれませんが，言わなければ伝わりません．

③発展していくカンファレンス

②のカンファレンスでは，さらに話が続きました．

看護師O：日常生活については，心臓への負担は大丈夫ですか？
医師：はい．走ったり汗をかき続けたりするような負荷でなければ大丈夫です．
Pさんはプライマリーナースでしたよね．Mさんが退院後の日常生活をどのように考えているか詳しく聞いていただけますか？
看護師P：はい．わかりました．ご家族のサポートの可能性についても聞いてみます．

　看護師Oは，②の場面で，医師が看護師Nに「清拭や排泄介助などをしていて，Mさんの動作について気づいたことはありますか？」と訊ねたのは，動作によって心臓への負担はなさそうか聞きたかったのではないか，と察したのかもしれません．そうではなく，医師の専門分野である「診断」について情報提供を求めたのかもしれません．いずれにしても，この質問により，医師は「走ったり汗をかき続けたりするような負荷でなければ心臓への負担は大丈夫」ということを伝えることができました．入院中はこのような大きな負荷をかけることはありませんので，看護師Oやほかの看護師は，入院生活では問題はなさそうだと考えました．そして，Mさんは家庭菜園をしているので，これから暑くなる季節にどのように注意したらいいか，Mさんと話し合う必要がありそうだと判断しました．これも「入院中は心臓への負担は心配なさそうですが，退院後，家庭菜園をするときに汗をかくと思いますので，Mさんと相談してみる必要があると思います」と口にすることにより，医師は看護師の考えがわかり，さらに追加して，医師としての判断を伝えることができます．
　この医師は看護師Pがプライマリーナースであることも知っています．退院後の日常生活については医師が自分で聞けばいいことではありますが，プライマリーナースのほうがより患者をよく知っていると認識しているので，看護師Pに依頼しています．看護師Pはプライマリーナースであることを確認され，退院に向けてMさんの看護計画を立てていかなければと改めて自覚します．
　そして，看護師Pの「ご家族のサポートの可能性についても聞いてみます」という発言により，②の場面で医師が自分の判断を伝えたことと同様に，メンバーは看護師Pの今後の行動を知ることができます．このような一言によって，ほかのメンバーにも思ったことを口にしようという雰囲気が生まれ，カンファレンスが意味ある議論の場になっていきます．
　②と③のカンファレンスの中に，ファシリテーションの参考になる言葉がいくつかあります．下線（76〜78頁）がその部分です．これらは

78　　Chapter 3　看護実践に活用するファシリテーション

自然にほかの人の発言を促しています．カンファレンスは，このような一言で変化する可能性があります．

2 医療者と家族の意見が一致しないカンファレンスの場面

救急病院に緊急搬送された独居高齢者の退院について，本人，家族を交えてカンファレンスを開催した場面です．

事例8　独居高齢者の退院

Ｒさん（男性，80代前半）は，70代のときに妻と死別し，以後，団地の2階で1人暮らしをしています．40代後半の息子（ディーラーの営業マン）はＲさんの家から車で10分のマンションに妻（宅配の食材関係）と高校3年の息子，中学3年の娘と4人で暮らしています．

Ｒさんは3週間前に本屋で倒れて救急病院に搬送されました．脳梗塞と診断され，治療とリハを行いました．治療が終了したため，退院前カンファレンスが開催されることになりました．参加者は以下の通りです．

・Ｒさん
・Ｒさんの息子
・地域包括支援センターのケアマネジャー（ケアマネ）
・病棟主治医
・病棟看護師長（看護師長）
・ソーシャルワーカー（SW）
・理学療法士（PT）
・薬剤師

＊本事例はJSPS科研費（基盤研究B）26293479「認知症高齢者の長期療養を専門職連携実践で支える研修プログラムの開発」（研究代表：大塚眞理子）で作成した教材である．

1　医師：今日は，Ｒさんの退院後のことについて話し合うということでみなさんに集まってもらいました．お忙しい中，ありがとうございます．息子さんには，退院ということで電話をさせていただいたんですけれども，脳梗塞のほうの治療が終わりましたので，今日は退院後の話をしたいと思っています．退院後の話なので，師長のほうから進めてもらいましょうか．

2　看護師長：はい．ええ，でもここはソーシャルワーカー（SW）がいますので，Ｍさんのほうから，はい，進めていただいていいですか．

2　カンファレンスでのファシリテーション　　79

3　医師：じゃあお願いしますね.

4　SW：　はい. 先生からもう治療は終わったということで, 師長か
　　　　らもRさんがおうちに帰りたいと言っているみたいなの
　　　　で, 今日は退院の話をするためにケアマネジャー（ケアマ
　　　　ネ）さんにも来てもらったので, その方向で進めてよろし
　　　　いですか.

5　息子：はい…. 退院という話なんですけれども, 今の私の事情か
　　　　ら, 父を引き受けるということがちょっと今, 難しいので
　　　　す. 私も妻も働いていまして, 子ども2人はダブル受験で,
　　　　経済的にもいろいろな意味でも難しいなと思っています.
　　　　もうしばらくなんとか病院のほうでお願いできないものな
　　　　のかなと思っているのですが.

6　医師：今回, 脳梗塞ということで入院されたのですが, 急性期の
　　　　治療のほうはもう終わりまして, あとはリハだけなのです
　　　　よね. これをおうちのほうでやっていただければと思って
　　　　います. あなたのお父様のことですからね, よろしければ
　　　　おうちのほうで, と思うのですけれども, いかがでしょう
　　　　か.

7　息子：うちでですか？ いや困ったなー. うちでと言われまして
　　　　も…

8　ケアマネ：Rさんはお1人暮らしなのですよ. 集合住宅の2階
　　　　　　にお部屋があるのですが…

9　医師：何か困ることがあるのですか？

10　ケアマネ：歩行とかはどうなのですか？

11　医師：歩行ね, じゃありハのほうから説明してください.

12　PT：　はい. リハの経過ですけれども, 入院3日目からやって
　　　　いまして, 回復中です. 歩行につきましては不安定な状態
　　　　で, 見守りが必要という状況です. 階段昇降は不能です.

13　SW：　今, お1人暮らしの人はいっぱいいますので, やっぱり
　　　　おうちでやれるようにしてもらったほうがいいかなと思う
　　　　のですよ.

14　ケアマネ：はあ…

15　息子：はあ…

16　ケアマネ：服薬はどうなのですか？

17　薬剤師：お薬ですが，脳梗塞とわかってから，血液をサラサラに
　　　　するお薬を使っています．朝１回だけの薬なのですが，
　　　　ご自分でお薬を飲むというのはちょっと難しいので，看護
　　　　師さんがその都度手にお薬を渡して，それを飲むのを確認
　　　　している状況です．ご本人の判断能力や理解力を考えると，
　　　　おそらく１人でお薬を管理していくのは難しいかなと思
　　　　いますので，今後も誰かがお薬を渡して飲んでいただくと
　　　　いうことが必要になってくるかと思います．この薬は決
　　　　まった時間に決まった錠数をきちんと飲むということを続
　　　　けていただきたいので，その辺の工夫をおうちに帰っても
　　　　お願いできればと思います．

18　医師：今，ちょっと話が出ましたが，言い忘れていたのですが，
　　　　Ｒさんは認知症かもしれないかなと思っています．入院し
　　　　てからちょっとボーっとしていることが多かったりしてい
　　　　て，一刻も早く帰っていただいたほうがよろしいかなとも
　　　　思っているのですよ．

19　看護師長：そうですね，この２週間の間でも昼夜逆転が出てき
　　　　たりしていますのでね，もう医療がだいぶ終わりましたの
　　　　で，先生が先ほど言われたように，介護のほうの施設とか
　　　　リハビリの病院とか，次のステップを考えていったほうが
　　　　よろしいかと思うのですけどね．

20　息子：困りますねー．私はどうしたらいいのかわからないのです
　　　　けれど，ケアマネさんどうでしょうか…

21　ケアマネ：今の状況を伺うと，介護保険のヘルパーさんなりを使
　　　　うことが必要かなと思います．服薬のことは毎日のことに
　　　　なりますので，金額的にも負担が出てくると思うのですが，
　　　　年金はどのくらいおありなのですか？

22　SW：年金の額は聞いていないのですけれども，服薬に関しては
　　　　息子さんのほうでやっていただけないですか？

23　息子：先ほどもちょっと言ったのですが，経済的にも難しくて，

2　カンファレンスでのファシリテーション　　81

年金も父のことですからそんなにもらっていないと思うのです. 服薬させろと言われても…

24 医師：奥さまは？ 奥さまもいるでしょう？

25 息子：妻は宅配のほうの食材関係で，どうしても時間が不規則になりがちなので，お薬を定期的に飲ませるというのは難しい状況なのですよね.

26 SW：施設に入るお金はちょっと厳しいということですよね. それでしたら在宅で頑張るしかないですよね.

27 息子：いや，頑張れと言われましても…

28 医師：こちらの病院は急性期の病院なのです. 毎日救急車が何台も来て，Rさんが本屋さんで倒れてこちらに運ばれてきたように，今日も何人もの人が入院になっているような状況です. ですから，治療は終わったので，ほかの方のためにもベッドを空けたいというところがありまして，予約で待っている方もいらっしゃるのでね. どうでしょうね.

29 息子：うーん，いやー，先生そう言いますけど，この状況ですので，もう少しなんとかお願いしたいと思うのですけれども…

30 医師：師長，ベッドがないですよねー

31 看護師長：はい. でもRさん，おうちに帰りたいってよく言ってらっしゃいますよね. 帰りたいですよね？

32 患者：うん，うん.

33 看護師長：やはりご本人がおうちに帰りたいとおっしゃっていますので，家に帰る方向で計画を立てていただくというのがいいかなと思うのですけれどね.

34 SW：少し認知症があるので，リハビリ病院に転院したとしても指示が入るかわからないので，やっぱり安心した環境のおうちが一番いいかなということでこちらのほうでは計画しています. あとはケアマネさんにおうちでできるサービスを聞きながら，やってもらったほうがいいと思うんですね.

35 息子：（バンと音を立ててボールペンで机をたたき）わかりまし

た．はい．じゃお父さん，そろそろ帰ろうか．ケアマネさ
ん，またあとでお話を聞きたいと思いますのでお願いしま
す．

36　看護師長：ケアマネさんに施設とかいろいろと情報をお聞きし
て，それでまたよくお話し合いをされるといいと思うの
ですけれどもね．

37　ケアマネ：こちらのソーシャルワーカーさんのほうでは，施設の
ご紹介とか，ないのですかね．

38　SW：そうですね，うちの病院では特定の施設は紹介しない決ま
りになっているので，そこはケアマネさんのほうからピッ
クアップしていただいて息子さんに教えていただいてよろ
しいですか．

39　ケアマネ：わかりました．

40　医師：じゃあ，あとは退院の日取りだけですので，決まりました
らご家族から師長のほうに伝えていただくということにし
ましょうかね．そういうことで，今日はどうもいろいろあ
りがとうございました．これで会をおしまいにしたいと思
います．

　この退院カンファレンスは，救急病院のため治療が終わった患者を早
く退院させたいという病院側と，患者を家に引き取ることができない息
子との対立の構図となっています．
　どこにどのような形で退院することが最善かということについて合意
形成をする必要がありますが，病院側は治療が終わった患者が入院して
いることを問題と捉え，問題解決しようとしています．病院側の答えは
最初から退院のみであり，退院後のフォローはケアマネジャーに丸投げ
しようとしています．一方，息子は今しばらく病院に入院することを希
望しています．
　ファシリテータとして発言するタイミングはいろいろ考えられます
が，実際にその場にいるつもりで，特に気になる場面を取り上げます．
ファシリテータは看護師とします．

1　医師：今日は，Ｒさんの退院後のことについて話し合うというこ
とでみなさんに集まってもらいました．お忙しい中，あり
がとうございます．息子さんには，退院ということで電話
をさせていただいたんですけれども，脳梗塞のほうの治療

2　カンファレンスでのファシリテーション　　83

が終わりましたので，今日は退院後の話をしたいと思って
います．退院後の話なので，師長のほうから進めてもらい
ましょうか．

2　看護師長：はい．ええ，でもここはソーシャルワーカー（SW）
　　　　　がいますので，Mさんのほうから，はい，進めていただ
　　　　　いていいですか．

　　医師が看護師長を「師長」と呼び，看護師長がソーシャルワーカーの
名前を「Mさん」と呼びました．病院のスタッフ同士は顔見知りであり，
病院の会議室のため普段通りの雰囲気が感じられます．しかし，Rさん
の息子やケアマネジャーはこの雰囲気に疎外感を感じて，居心地が悪い
思いをする可能性があります．いい話し合いをする準備として，まずは
自己紹介をして緊張をほぐす機会をつくりたい場面です．

ファシリテータ：Rさんの息子さんやケアマネさんは初めてお会いに
　　　　　なるスタッフもいると思いますので，最初に自己紹介をし
　　　　　ませんか．

4　SW：はい．先生からもう治療は終わったということで，師長か
　　　　らもRさんがおうちに帰りたいと言っているみたいなの
　　　　で，今日は退院の話をするためにケアマネジャー（ケアマ
　　　　ネ）さんにも来てもらったので，その方向で進めてよろし
　　　　いですか．

5　息子：はい…．退院という話なんですけれども，今の私の事情か
　　　　ら，父を引き受けるということがちょっと今，難しいので
　　　　す．私も妻も働いていまして，子ども2人はダブル受験で，
　　　　経済的にもいろいろな意味でも難しいなと思っています．
　　　　もうしばらくなんとか病院のほうでお願いできないもの
　　　　なのかなと思っているのですが．

6　医師：今回，脳梗塞ということで入院されたのですが，急性期の
　　　　治療のほうはもう終わりまして，あとはリハだけなのです
　　　　よね．これをおうちのほうでやっていただければと思って
　　　　います．あなたのお父様のことですからね，よろしければ
　　　　おうちのほうで，と思うのですけれども，いかがでしょう
　　　　か．

84　　Chapter 3　看護実践に活用するファシリテーション

> 7 息子：うちでですか？ いや困ったなー．うちでと言われまして
>   も…

　事前に医師からRさんの息子に，そろそろ退院ということで電話を
かけているため，ソーシャルワーカーはRさんの息子は当然，退院に
ついて納得していると思って話を進めようとしています．Rさんの息子
も，退院後のことについて考えていたと思われますが，現実的な状況か
ら，今すぐRさんのために自分の生活を変える余裕がないため，問題
を先送りしたいと思い，入院を続けることを希望しているようです．
　このまま退院後の話を進めると，Rさんの息子は納得できないことが
予想されます．そこで，本日のカンファレンスの目的そのものについて
合意する必要があります．カンファレンスのメンバーとして，ファシリ
テータとして，目的を提案したり，目的そのものを検討するように促し
たりします．

カンファレンスの目的を提案する

> ファシリテータ：今日はRさんの退院後の話をする予定でしたが，
>   息子さんは今すぐ退院するのは困るとおっしゃっていま
>   すので，退院後の話と決めつけず，Rさんの今後の方向性
>   について話し合うということではいかがでしょうか．

カンファレンスの目的そのものを検討するように促す

> ファシリテータ：今日はRさんの退院後の話をする予定でしたが，
>   息子さんは今すぐ退院するのは困るとおっしゃっていま
>   すので，まずは今日のカンファレンスの目的を確認しませ
>   んか．

　29までの間に，息子からは「困ります」「どうしたらいいのかわから
ない」「難しい」「そう言われても…」「なんとかお願いしたい」などの
言葉が聞かれ，なんとか入院し続けられるようにしたいということにし
か目が向いていない様子が伺えます．
　一方，医師，看護師長，ソーシャルワーカーは，息子が退院を渋ると
は予測していなかったと思われます．そのため，息子を説得することし
か考えられなくなっています．冷たく突き放すような態度をとっている
のは，息子を思いやる余裕がないことの表れです．
　ファシリテータは参加者の思考を刺激するため，29までのいずれか
のタイミングでいったん話を止めます．

2　カンファレンスでのファシリテーション　　**85**

> **ファシリテータ**：話の途中で申し訳ありません．息子さんはRさんの今後の生活については，どのようにお考えですか．時期や暮らし方や場所などについて，何か考えていらっしゃることはありますか．

　いずれ退院しなければならないと理解しているのであれば，子どもたちの入試が終わる半年後や会社の仕事が一段落する予定の2ヵ月後などを目途に，家の整理をしてRさんと同居する，Rさんに施設に入所してもらう，Rさんのアパートを頻繁に訪問できるように家族で調整する，兄弟と相談するなど，何か考えていると思われます．病院側にとっては2ヵ月でも入院延長は難しい可能性が高いので，息子の状況が落ち着くまでの間どうするか相談することが当面の課題となります．息子が介護保険や利用できるサービスについてどのくらい知っているかによっても，息子の考え方や選択肢は違ってきます．

　もし，息子が「退院したくないと言い張れば，かなり長期間入院できる」と考えているようであれば，現在の医療制度における救急病院の状況や他病院への転院の可能性について説明する必要があるかもしれません．

　そのため，ファシリテータは息子の理解の程度を知るために質問をします．1回の質問だけではなく，息子の返答によって「介護保険制度についてはご存じですか」「利用したいサービスなど何か具体的にご要望はありますか」などの質問を追加し，参加者が息子の考えを理解できるようにしていきます．

　また，病院側の考えを息子やケアマネジャーに伝えるために，自身はわかっているとしても，あえて質問します．

> **ファシリテータ**：病院としては，入院を最大に伸ばしてあと何日くらいと考えていますか．

　病院側の見解についても，やりとりをしながら，「息子さんがRさんの退院の準備をされるためには，最低でも何日くらいは必要だと考えていますか」と，病院側が息子の立場に立って考えてみるように促します．また，他人事のようにRさんができていない状況を報告していた理学療法士や薬剤師に対して，「リハや薬の管理についての入院中の目標はどのあたりですか」「リハや薬の管理について，退院後も含めて長期的に見た目標はどのあたりですか」「目標を達成するためにはどのような方法がありますか」など，専門的な立場からの判断や方法の提案を促します．

86　　**Chapter 3　看護実践に活用するファシリテーション**

3 内容に具体性のないカンファレンスの場面

　以下に事例8について，先ほどとは異なるカンファレンスの流れを示しました．

1　SW：本日はお忙しい中，お集まりいただきまして，ありがとうございました．鈴木重雄さんの今後の療養場についてお話をさせていただきたいと思っております．清水医師のほうから療養の場についてご提案があるのでお話ししていただきます．自己紹介が遅れましたが，私はソーシャルワーカーの田島と申します．よろしくお願いします．

2　医師：主治医の清水です．よろしくお願いします．

3　看護師長：病棟看護師長の加藤と申します．よろしくお願いします．

4　薬剤師：薬剤師の佐藤と申します．よろしくお願いします．

5　PT：担当理学療法士の原口と申します．よろしくお願いします．

6　ケアマネ：ケアマネジャーの高橋です．よろしくお願いします．

7　息子：あの，いつも父がお世話になっております．息子の鈴木です．ありがとうございます．

8　SW：鈴木さん，先日はお電話でありがとうございました．じゃあ先生，よろしくお願いします．

9　医師：はい．重雄さん，ホントに大変でしたよね．本屋さんで倒れちゃってね，脳梗塞ということでこちらの病院に運ばれてまいりました．急性期の治療は，幸い終わりまして，今，回復に向かってリハを一生懸命頑張っていると思います．本来でしたらこのままリハをこちらの病院でやっていただきたいのですが，ちょっと心配なことが1つありまして，認知機能のほうがね，心配なんですね．というのは入院してからボーっとしていることが多かったり…

10　息子：あ，そうですかー．

11　医師：ときどき少し混乱しているようなことも見えたりしていて，まあ経験上，私たちですね，こういった場合はもう早めに環境を変えたほうがいいんじゃないかなと…

2　カンファレンスでのファシリテーション　　**87**

12　息子：環境？

13　医師：はい．そう思いまして，それで今日，お忙しいところ申し
　　　　　訳ありませんが，お呼び立てした次第なんですね．病棟の
　　　　　様子のことを師長から話してもらいます．

14　看護師長：はい．３週間経ちましてですね，病状のほうは先生の
　　　　　お話の通りで，お体もわりと回復されて，時間はかかりま
　　　　　すけれどもなんとかご自分で動けるようになりました．病
　　　　　棟ではやはり心配ですので，動くたびに看護師がついてお
　　　　　りますけれども，だいぶ自分でできることが多くなってお
　　　　　ります．これもリハの成果だと思いますので，リハは今後
　　　　　も続けていかれたほうがいいかなと思います．担当の理学
　　　　　療法士のほうから…

15　PT：　ホントに師長が話した通り，ご本人頑張り屋さんで．頑張っ
　　　　　ていますよね．

16　医師：すばらしいですよね．

17　PT：　病棟のほうにもお邪魔してやらせていただいているんです
　　　　　けれども，ときどき寝ているんですね．

18　息子：ああ，そうですか．

19　PT：　はい．起こして，やりましょうと言うと，杖をついて頑張っ
　　　　　てやってくれるというような感じです．まあ，少し波があ
　　　　　りますので，これからもリハをやっていくとすごくいいな
　　　　　と思っているのですけれども，先生がお話しされたように，
　　　　　どこでどのようにやっていくかということは，考えどころ
　　　　　です．

20　息子：ああ，そうですか．

21　医師：療養の場について，ソーシャルワーカーの田島さんに少し
　　　　　調べてもらったので，その内容を教えていただけますか．

22　SW：　はい．リハの様子も拝見させていただきながら，リハは続
　　　　　けたほうがいいんじゃないかなと話していたんです．リハ
　　　　　ビリ病院もいくつか考えたり，あとは認知症のほうもある
　　　　　ので，もしかしたら生活のリハのほうがいいんじゃないか
　　　　　と話したりもしています．そういった意味で，ケアマネさ

んにもご提案いただきながら，いくつか選択肢がある中で考えていただいてもいいんじゃないかなと思っているんです．

23　**医師**：ただ，師長とも話していたんだけれどもね，おうちから病院に来て混乱しているような状況なので，別の病院とか別の施設とか行っちゃうと，また混乱するんじゃないかということも予想されるので，おうちに戻られるのが今は一番かなというふうに思っています．まあご事情もあるかと思いますので，その点について可能かどうかも含めてお伺いしたいなと思います．

24　**息子**：私は今日，ここに来させてもらうときに考えたのですが，やっぱりもう少し病院のほうで…

25　**医師**：そうですよね．おっしゃる通りだと思います．

26　**息子**：お世話していただきたいなとは思っているのですが…

27　**看護師長**：そうですね．大変ですよね，今の時期に退院されるの．ただ，昼間よく寝てしまって，夜起きて，生活の時間がずれてしまうところが出てきていますので，さらに入院生活を続けると，その症状がもうちょっと強く出てくるかなということもありますのでね，早く元の生活に戻るということがよろしいかなと思うんですけれどもね．鈴木さん，おうちに帰りたいですかね．

28　**患者**：ああ，もう病院飽きちゃったよ．家がいいよ．

29　**看護師長**：自分で何でもできますよね．だいぶできますよね．

30　**患者**：病院の食事おいしくないしね．もういい．

31　**SW**：鈴木さん，おうち帰ったら何かしたいこととかあるんですか？

32　**患者**：いやぁテレビ見たいし，友だちが来てね，一緒にコーヒー飲みたいし．

33　**SW**：コーヒー？ そういえば病棟でもコーヒーを飲んでいますもんね．ときどき私も顔を出して，覚えている？ って聞くんですよ．

34 息子：ただ先生，あの，１つ不安なんですけれど，父の気持ちも
わからないではないんですが，私自身が今，仕事のほうが
ちょっと忙しくてですね…

35 医師：仕事のほうは，失礼ですが何をされているんですか.

36 息子：はい，車のディーラーをやっておりまして，普段の休みの
ほうは月曜休みで，あと妻も働いておりまして，共働きで，
息子と娘の２人がダブル受験で，家のスペースも狭くて，
父が今住んでいるところからうちに来るとなっても，
ちょっと引き取るのは…

37 医師：おうちで介護というのはちょっと難しいかな…ということ
ですね. なるほど. 今，重雄さんはお１人でしたね.（専
門職に向かって）お１人で大丈夫でしょうかね. どうで
すか.

38 PT： そうですね. えっと，どんな住宅でございますか？

39 息子：市営です.

40 PT： あ，市営ですね. あ，なるほど. 団地.

41 息子：２階で…

42 PT： ２階ね. エレベーター付きですよね.

43 息子：ないんですよね.

44 PT： エレベーターはないんですね. そうすると階段を介助で上
り下りするということになりますね.

45 息子：どうなんでしょうかね.

46 ケアマネ：介助歩行ですか？ 杖歩行ですか？

47 PT： 今は杖歩行ですね.

48 看護師長：少し進んでいけばご自分でなんとか動けるようになる
という感じがします. 頑張っていますもんね.

49 PT： 頑張っています. もう歩ける，歩ける.

50 SW：階段を上れれば帰れますかね.

51 PT：そうですね. はい.

52 SW：そしたらおうちの中とかね, 手すりとか…

53 PT：ちょっと改修とかしてね.

54 SW：高橋さんにね, 工夫してもらったらどうですか.

55 息子：そういうことができるんですか.

56 ケアマネ：そうです. 介護保険で手すりをつけるだとか, 大丈夫です.

57 息子：ああ…

58 SW：介護保険のご申請については私のほうからあとでまたご説明させていただくので, お時間ください.

59 息子：何もわからないので, ちょっとじゃあその辺も…

60 医師：お1人暮らしと聞いて, 薬は飲めるのかなとか, ちょっと心配になったんですけれども, どうですかね, 佐藤さん.

61 薬剤師：そうですね. こちらから, 今の状態だけで考えると, 今, 脳梗塞の再発を防ぐお薬を飲んではいるんですが, ご自分でお薬をけっこう忘れてしまうので, 看護師さんが薬を手に乗せて飲むのを確認している状況ではあるんですね. たしかに心配ではあるんですけれども, 管理上の理由っていうところで看護師さんがすべてやっているという部分もあります. お薬を曜日ごとに入れるカレンダーがあるのですが, 最近, 百均でも売り始めていますし, 薬を分類する箱みたいなものも売っていたりするので, 今まで試してはこなかったけれどもリハにもなりますので, やってみるといいかもしれません. けっこう頑張り屋さんなので.

62 医師：じゃあ病棟で練習できるんじゃないんですかね.

63 薬剤師：はい. 一度試してみたいなとは思っているんですけれども, どうですか重雄さん.

64 患者：教えてくれれば頑張るよ.

65 薬剤師：ホントに. じゃあ私と一緒に何日かやってみましょうか.

66 患者：お願いします.

67 薬剤師：おうちに帰ってからも，高橋さんがその辺は詳しいかな
とか思うので，どの方法がいいかなっていうのはまた話し
合えればいいかなと思っています.

68 息子：高橋さん，そういったところも相談しちゃっていいんです
か.

69 ケアマネ：大丈夫です，はい.

70 息子：そうですか.

71 医師：まあいくつか選択肢がある中で，僕は自宅に戻るっていう
のがいいかなと思ったわけですけれども，今，専門職の方
の話を聞いて，どうですか，お気持ちのほうは.

72 息子：お父さんはねえ，家がいいんだよね.

73 患者：家がいいよ.

74 息子：そうかー. やっぱり父がそう言って，また，みなさんたち
がそういうふうに支えてくれると，なんとなく家に帰るの
がいいのかなと思うんですけれども. でもまだ，ちょっと
心配はあるんですけど，高橋さん，大丈夫ですか.

75 ケアマネ：はい. 介護保険を申請して，ヘルパーさんやリハビリ
など，おうちに来てくれる方も頼めますし，あるいはこち
らが出かけてリハビリをするところもありますので，ご本
人のご意向も聞きながら，息子さんとも相談しながら，い
ろいろサービスをプランニングしていけると思います.

76 息子：ああ，そうやって言われるとなんか安心してきました.

77 SW：私も高橋さんと連絡をとりながら，おうちでのいい過ごし
方を考えていけるかなと思うので，安心して帰れるといい
ですね.

78 息子：お父さん，やれるかなぁ．

79 患者：頑張る．

80 息子：頑張る？ みなさんと父がそう言うから…

81 看護師長：鈴木さん，病棟でも看護師に大モテでした．

82 PT： お友だちとかいらっしゃって．

83 息子：地域でも人気者でしてね．

84 患者：よく友だちが来るんだよ．俺がコーヒーを入れるんだよ．

85 息子：なんかやれるような気がしてきました．

86 医師：私も重雄さんとのお付き合いをまだ続けたいと思いますので，よろしければ月に1回私のほうの外来に来ていただければと思いますが，お仕事の調整できそうですかね．

87 息子：月に1回くらいであれば．

88 医師：あ，じゃあ安心しました．よかった．はい．

89 SW： また何かわからないことがあれば，いつでも相談していただければお力になりますので，先生たちとみんなと相談していきますので．

90 息子：ああ，そうですか．じゃあまたいろいろとお世話になります．

91 患者：家に帰れるんだね．

92 PT： よかったね．目標ができて．

93 息子：ありがとうございます．

94 SW： じゃあ先生，チーム重雄頑張りましょう．

95 医師：頑張りましょう．

96 SW： では本日はありがとうございました．よろしくお願いいたします．

このカンファレンスは自己紹介から始まり，医師が重雄さんの回復の状態と，それを医療者として喜んでいることを伝えています．しかし，認知機能の低下に話が移り，認知症を発症したことを理由に，早く退院して自宅に帰る方向で話が進んでいます．

26で息子が自分の希望を発言するまでの間に，どこかでカンファレンスを開催した目的を確認する必要があります．

カンファレンスの目的を提案する

ファシリテータ：お話の途中で申し訳ありません．今，鈴木重雄さんはご自宅に帰ったほうがいいのではないかという話が出ていますが，今日は鈴木さんの退院後の生活の場所や，どうやって生活していけそうかということについて相談をするということでよろしいですか．息子さんもそれでよろしいですか．

カンファレンスの目的そのものを検討するように促す

ファシリテータ：今，病院側から鈴木重雄さんはご自宅に帰ったほうがいいのではないかという話が出ていますが，まずは今日のカンファレンスの目的を確認しませんか．

病院側は，入院中に階段昇降と薬の管理ができるようになる可能性が高く，これらがクリアされれば自宅への退院は可能と判断しているようです．しかし，退院に向けての目標は階段昇降と内服管理だけでいいのか，いつ頃の退院を目指すのか，鈴木さんが自宅に退院することにより家族は鈴木さんに対してどのようなサポートをしなければならないのか，家族にとっての身体的，精神的，経済的影響の予測，鈴木さんが1人暮らしをすることへのメリットとデメリット，脳梗塞の再発を防ぐための生活の改善，誰がリーダーシップをとって退院の話を進めていくのか，ソーシャルワーカーとケアマネジャーの役割分担など，考えておかなければならないことがたくさんあります．

いずれかのタイミングで，これらの課題について，参加者が共通認識をもてるように促す必要があります．

ファシリテータ：鈴木さんが退院後に困らないように，入院中にやっておかなければならないことは，階段の昇り降りと薬の管理のほかにはありませんか．

94　　Chapter 3　　看護実践に活用するファシリテーション

> **ファシリテータ**：階段の昇り降りと薬の管理は，何日くらいで達成できそうですか．

> **ファシリテータ**：鈴木さんがご自宅に退院された場合，ご家族にはどのようなことをしていただくことになりそうか，それは可能か，確認しませんか．

> **ファシリテータ**：鈴木さんがご自宅に退院された場合，ご家族にはどのようなことが負担になりそうか，経済的なことも含めて，確認しませんか．

> **ファシリテータ**：鈴木さんが1人暮らしをすることについて，メリットとデメリットがあると思いますので，両方について検討しませんか．

> **ファシリテータ**：脳梗塞の再発の心配はありませんか．もしあるとしたら再発を予防するために，何か生活を改善しなければならないのではありませんか．それは鈴木さんお1人でできるのかどうか，検討しませんか．

> **ファシリテータ**：鈴木さんが退院されるまで，各専門職からの情報や目標達成の状況について経過を見ていく必要があると思いますが，誰がリーダーシップをとっていきますか．

> **ファシリテータ**：田島さん（ソーシャルワーカー）と高橋さん（ケアマネジャー）の役割分担について，確認させていただけますか．

　何か投げかけをすれば，それをきっかけに議論は変化しますので，すべて発言しなければならないわけではありません．話し合いの内容が具体化されていくかどうか，様子を見ます．

　息子は重雄さんの退院の希望と専門職からの励ましによって，自宅に退院できそうな気持ちになっていますが，まだまだ退院後の生活はイメージできていないようです．再度カンファレンスを開催する必要がありそうですので，次回までにそれぞれが何をするのか，確認する必要が

2　カンファレンスでのファシリテーション　　**95**

あります．その中にはもちろん息子も含まれます．

> ファシリテータ：次回のカンファレンスでは，鈴木さんの退院後の生活について具体的にイメージできるように，それぞれが何をするか，確認させてください．

3　実践の場でのファシリテーション

　患者や家族に説明や指導をしたときに，生返事だったり，反応が鈍かったり，確認のための質問への答えが間違っていたり，あるいは指導に反発するような発言をされたりすると，「この患者や家族は理解力がない」と感じることはありませんか．

　自分の話に「おかしい」「気に入らない」「いやだ」「わからない」という態度を示す人には，なんとなく不快感を覚えます．しかし，相手の拒否的な反応に感情的にならず，そのような反応を示す理由を理解しようとすることから対話（Chapter 1 を参照）は始まります．

　患者や家族にしたら，看護師が早口で説明したので言葉が聞き取れなかった，内容が難しくて理解が追いつかなかった，自分なりに解釈したことを伝えたら違うと言われた，などの理由があるかもしれません．

　看護師は，一言一句間違えずに患者や家族が自分の説明と同じことが言えれば理解したことになるわけではないということはわかっていても，合格，不合格の判定をしたくなりがちです．

事例9　勝手な行動をとる夫

　Sさん（女性，90代前半）は，中度の認知症がありますが，家では80代前半の夫が面倒をみています．Sさんは夫に依存的であり，夫の言うことは素直に何でも聞き入れます．

　3週間前に誤嚥性肺炎のため入院しました．嚥下訓練をしましたが，まだ誤嚥することがあるため胃瘻をつくりました．退院の準備のため，夫は胃瘻の扱いの説明を受けました．器用で几帳面な夫は技術を完璧に習得しました．看護師は，誤嚥性肺炎の再発を避けるため，喉が渇いたら口をゆすぐか，小さな氷をなめる程度にするようにと説明しました．夫は「わかった」と言いましたが，りんごをすりおろして食べさせたり，みかんを絞った粒入りのジュースを飲ませたりして，たびたび看護師から注意を受けました．

　看護師の説明に反する行動をとる夫に理由を尋ねると，「人間は口から食べなくなったらおしまいだ．口から食べなければ元気になれない」と主張しました．看護師たちは，交代で誤嚥の発生機序や

96　Chapter 3　看護実践に活用するファシリテーション

誤嚥性肺炎は生命を脅かす危険な病気であることを説明し，医師からも説明するように協力を得たりしましたが，夫は聞き入れません．そのため，この夫に対する看護師たちの認識は「理解力がない」ということになっていました．

　医療の立場からは，誤嚥性肺炎の再発を避けることが第一優先になるため，夫を説得しようとしています．しかし，医療者の説得に反した勝手な行動をとる，つまり医療者の言うことを聞かないため，この夫は「理解力がない人」というレッテルを貼られてしまいました．一度レッテルを貼ると，この人はこういう人だからと短絡的に意味づけし，期待しなくなくなるぶん，楽になります．
　ファシリテータは，このようなレッテル貼りによって相手について偏った見方をしていないか，そのために間違った方向に状況を解釈していないか考えるように促します．
　この病棟の看護師チームは，夫にSさんの世話をさせない，夫がSさんの世話をする，という大きく2つの選択肢について検討しました．夫にSさんの世話をさせない場合は，Sさんを施設に入れるよう強く勧める，夫以外の家族の協力を得るなどの方法があげられました．
　夫がSさんの世話をする場合は，あくまでも医療者の方針に従ってもらう，夫の意向を尊重するという2つに分かれました．前者の場合は，夫への説明を続ける，医療者の言うことをきかなければ強制的に退院してもらうと脅かす，家族にも面談に立ち合ってもらうなどの説得策が提案されました．
　しかし，Sさんにとっては，夫に世話をしてもらうことが最も安心であり，無理に夫と引き離すことはSさんにとっては幸せなことではない，夫の人生観や価値観を大事にしながら夫と一緒にケアの方法を考えたほうがいいのではないかという意見を述べる看護師もいました．それに対して，理解力がないのに大丈夫なのかという心配の声があがりました．
　ファシリテータは，夫は本当に理解力がない人か，もう一度アセスメントし直すように促しました．すると，頑固，思い込みが強い，口から食べるということに価値をおいているため強いこだわりになっている，行動力がある，積極的にSさんの世話をしようとしている，Sさんを大事にしている，Sさんへの思いが強い，Sさんの世話が生きがいになっている，など，理解力がないという言い方とは違う表現がいろいろ出てきました．夫は理解力がないわけではなく，納得すれば行動できる人だというプラスの見方をし始めました．そして，説得策から方針を転換し，口からの食事摂取をすることを前提に，食べ物の量や食事介助時の注意点，時間，誤嚥した場合の対応方法，誤嚥性肺炎の徴候を観察する方法，病院への連絡方法，ケアマネジャーや訪問介護との調整など，起こりうることを想定した練習や対応を計画しました．
　食事をさせてもいいと言われたとたんに夫は協力的な態度になり，口

からの食事介助の方法を熱心に練習しました．退院後，Sさんは誤嚥することなく，穏やかに数年を過ごし，口からの食事のおかげか，トイレに行けるほどになったそうです．

このように，実践の場でもファシリテータのかかわりが功を奏することが多々あります．

4　コンフリクトが生じた場合のファシリテーション

コンフリクト（意見の対立）が生じて，話し合いが前に進まないような場合，ファシリテータは以下のことを行います．

①意見のズレ（ギャップ）を確認させる
②お互いのコンテクスト（文化・習慣・価値観・規範など考え方の枠組み）を理解させる
③正否を決めさせない
④より合意可能で，合理的で実現可能な方法について議論を促す
⑤相手の立場で考えさせる
⑥一致させるべき目標を確認させる
⑦対立を解消するアイデアを出させる

1　意見のズレ（ギャップ）を確認させる

意見が対立しているようでも，視点や抽象化のレベルが違うだけということもあります．

例えば，看護とは何かということについて，

ⓐ体を拭いたり，トイレの介助をしたり，注射をしたり，血圧を測ったりする
ⓑ身体的，精神的，社会的な側面から人を捉え，過去，現在，未来に渡ってその人の人生を理解する
ⓒその人に必要なことを最善の方法で提供する
ⓓ観察，判断，行動の高い能力が求められる
ⓔ観察，直接的ケア，教育・指導が看護の柱
ⓕ病気の人だけではなく健康な人も対象であり，出生前の胎児から本人が亡くなったあとの家族まで，あらゆる人のあらゆる場面にかかわっている
ⓖ個人だけではなく集団，地域，国，世界レベルで人々の健康を支えている
ⓗ看護学，解剖・生理学，薬理学，病理学，栄養学，心理学，哲学，情報学，教育学，物理学，化学，人間工学，法学，倫理学，経済学などの学問を統合して実践されるもの

など，いろいろな表現があります．

　ⓐは具体的な行動，ⓑは看護の対象，ⓒは抽象化した行動，ⓓは能力，ⓔはさらに抽象化した行動，ⓕは看護の対象，ⓖは看護の範囲，ⓗは看護の根拠や基盤となっている学問を表現しています．具体的な表現の抽象度を上げたり，抽象度の高いものを具体化したりすると，そこに含まれる意味は同じようなことなのかもしれません．しかし，表現にこだわると，内容の議論になりません．もし，このまま看護とは何かについて議論を進めようとすると，意見は対立します．このようなときは，意見のギャップは何かを確認するように促します．もし，誰も気づかないようであれば，「看護に対する視点は同じでしょうか」「抽象度は同じでしょうか」と訊ねてみるのも1つです．

② お互いのコンテクスト（文化・習慣・価値観・規範など考え方の枠組み）を理解させる

　事例3（21頁）のベテラン看護師と新人看護師が意見の違いを理解するためには，お互いのコンテクストを理解し合う必要があります．習慣や物事の考え方には家庭環境，学校の教育の影響が大きく，年代や地域，国，性別，健康状態などによっても異なります．歯磨きは1日何回するかという生活習慣から，高齢者を大切にするという道徳心，乳幼児期の子どものいる女性は子育てに専念すべきか否かという価値観まで，コンテクストの違いによっていろいろな考え方があります．相互理解は，自分と他者のコンテクストは違うということを理解するところから始まります．ファシリテータは「そのように考える理由をお話ください」「どのような体験から，その価値観を得ましたか」など，言葉の背景にあるものを話すように促します．

③ 正否を決めさせない

　いろいろな意見の中からいずれかに決めなければならないとき，どれが正しいかを判定しようとすることがあります．正否を決めることは勝敗を決めることと同じです．正しい意見に選ばれたものはいいかもしれませんが，選ばれなかった意見は間違っていると認定されるのでは，意見を言った甲斐がありません．そこで，ファシリテータは「どの意見が目標達成により有効か」を検討するように促します．

④ より合意可能で，合理的で実現可能な方法について議論を促す

　理想論だけで具体性がなければ，実現できません．そのため，「あるべき論」や抽象的なレベルでの意見に終始している場合は，ファシリテータは「実際にやるとしたら，具体的にはどのような方法ですか」「実現できる方法を出し合いませんか」などと促します．

4　コンフリクトが生じた場合のファシリテーション　　99

5 相手の立場で考えさせる

職種，職位，経験年数，経験してきたこと，職場での役割，自身の目標など，相手がどのような立場で意見を言っているのかを考えるように促します．

6 一致させるべき目標を確認させる

白血病の末期の30代の女性患者が，急変する可能性があることも承知のうえで，次男の卒園式に出席することを希望しています．身体中に痛みがあり，座っていることも苦痛なほどですが，子どもの晴れ姿を目に焼きつけておきたいと言います．一方，夫と小学生の長男は患者が1日でも長く生きていることを望んでいます．

患者の希望を叶えたいという意見と家族の希望を大事にしたいという意見に分かれて，患者と家族のどちらの希望を叶えることが正しいのか，議論しています．この場面で，問題として取り上げていることは何でしょうか．患者と家族の両方の希望を同時には叶えられないということが問題なのではありません．患者と家族の気持ちが一致していないことが問題です．もしそうだとすると，このままではどちらを選択したとしても，どちらかが後悔する可能性がありますので，患者と家族でよく話し合ってもらうことのほうが大切です．患者の希望は，卒園式をリアルタイムで見届けたい，子どもにさびしい思いをさせたくない，ということかもしれません．それならばネットワーク回線を使って映像を送ったり，インターネット電話サービスを使って顔を見せながら子どもに話しかけたりする方法を提案することができます．

7 対立を解消するアイデアを出させる

議論で大切なことはどのような結論を出すかであって，勝ち負けではありません．自分の意見に固執するのではなく，目標達成のために対立を解消するようなアイデアを出し合うように促します．

5 ファシリテーションスキルが発揮されないとき

ファシリテーションについてはおおよそ理解できているし，実践しているという方もいることでしょう．しかし，どうもファシリテータスキルがうまく発揮されないと感じることもあると思います．次のようなときには，下記について点検してみてください．

1 強制的なリーダーの振る舞いをしている

チームのリーダーがファシリテータを兼ねるということも少なくないと思われます．しかし，ファシリテータとリーダーの役割やとるべき行動は異なります（28頁）．

時間が気になり，メンバーの議論や行動を待ちきれず，リーダー的な

振る舞いをしてしまうことはありませんか. メンバーが納得していない
のに, 自分が準備してきた場のプロセス (50頁) を押しつけたり, 付
箋紙を使った情報の整理のような, メンバーが行うべき作業を1人で
やってしまったり, 結論を誘導したりすると, メンバーの自主性はなく
なります.

「この方法でやってみて」「これはこっちだよね, これはあっちに分類
したほうがいいよね」や「これとこれを線でつないでみて」「つまりこ
ういうことだよね」などの発言は, チームの状況や場面によってはあり
えますが, メンバーが強制されたと感じないような「言い方」になるよ
うに気をつけたいものです.

2 偏り

ファシリテータは中立の立場でメンバーにかかわります. しかし, 自
分の考えに一致する意見は擁護し, 自分の考えに対立する意見は過小評
価していませんか. また, 気に入らない人に対して感情的になったりし
ていませんか.

「××さん, いい意見だね」「それはちょっと違うんじゃない?」「い
やな言い方だね」「そういう意見はいらない」などは, メンバーが評価
されたと感じやすい表現です. チームが育っていくとファシリテータを
必要としなくなりますが, チーム形成の途上ではメンバーはファシリ
テータの言動に敏感に反応します. 自身の偏った考えや感情で, メンバー
を評価するような発言は慎む必要があります.

3 ファシリテータの役割をとっていない

「ファシリテータはあまりチームに介入してはいけない」「自分の発言
でチーム活動が停滞したらどうしよう」「ファシリテータは脱線しない
ように見ていればいい」などと考え, メンバーの好き放題にさせている,
時間管理ができていない, ということはありませんか.

ファシリテータの基本スキルの1つは「場をつくる」ことです. チー
ムの外側の立場にいるファシリテータの場合, 黙って見ているだけで,
メンバーの自由にさせているようであっても, 必要なときにタイミング
よくかかわることができるように, メンバーやチームのプロセスを積極
的に観察し, 状況をアセスメントしています. 決して, 好き放題にさせ
ているわけではありません. メンバーが自分たちで時間管理できるよう
に促すこともファシリテータの役割です.

4 日頃の人間関係

チーム活動には日頃の人間関係も大きく影響します. 仕事中, たびた
び否定されたり, 頭ごなしに怒られたりして, 低く評価されていると感
じている様子のメンバーはいませんか. 会議の場で自由に発言していい
と言われても, 自分の発言に対してまた何か言われるのではないかと思
うと, 自由に発言してもいいという言葉が強迫的に聞こえて思考が停止

してしまいます.

　ファシリテーションがうまく発揮されないときに，日頃の人間関係を
見直してみることも必要です.

Chapter 4

ステップアップ
ファシリテーション
―看護師が実践する多職種連携と
教育のためのファシリテーション―

今やチーム医療や多職種連携は，当たり前になっています．看護師だけの看護チームもありますが，チーム医療は，患者を担当する医師や薬剤師，医療ソーシャルワーカーなどさまざまな職種と連携して取り組みます．この多職種が集まったチーム活動を円滑に運営し，患者に適切な治療とよりよいケアを提供するために，ファシリテーションが必要になります．Chapter 4 では，看護ファシリテーションからステップアップして，多職種連携や教育の場でのファシリテーションについて解説します．

1　チーム医療や多職種連携を支えるもの

保健・医療・福祉を担う多職種と聞いたとき，あなたは職種の名称をいくつ言えるでしょうか．看護師，保健師，助産師，医師，薬剤師，管理栄養士，社会福祉士，介護福祉士，精神保健福祉士，理学療法士，作業療法士，言語聴覚士，臨床検査技師，診療放射線技師，臨床工学技士，義肢装具士，臨床心理士，介護支援専門員（ケアマネジャー）など，ほかにもたくさんあります．これらの職種はそれぞれの専門的な知識や技術をもつと同時に，連携力を備えています．まず，チーム医療や多職種連携を支えるものについてみてみましょう．

1 患者の治療とケアに携わる多職種の願い

看護の理念は，「患者中心の看護」や「患者のために」と言われるように，看護師は看護の対象となる患者や家族のことを第一に考えます．「患者は何を望んでいるのだろう，患者のニーズは何だろう」といつも考えています．一緒に働いている医師や薬剤師，理学療法士や医療ソーシャルワーカーの人たちはどうでしょうか．

こんなエピソードがあります．

●医療ソーシャルワーカー
病院をはじめとする保険医療機関で働くソーシャルワーカーである．経済的問題や退院援助などを担っている．社会福祉士の国家資格を有することが奨励されている．

　Aさんは 50 代の男性で 1 人暮らしです．糖尿病の治療をしていますが，合併症で末梢神経麻痺や視力低下が悪化しています．歩行がおぼつかなくなり，日常生活にも支障が出ています．看護師はAさんの主治医が苦手です．いつも無口で感情表現が少ないのです．Aさんが受診したときも治療のことだけで，Aさんへの対応が冷たいと感じていました．しかし，ある日の診療後，看護師に，「Aさんは失明するかもしれません，まだ若いのにお気の毒な限りです．失明する前に準備することがあればしておいたほうがいいと思います」と話したのです．看護師は，『この医師も患者さんのこと心配しているんだ，私と同じ気持ちなんだ』と嬉しくなりました．早速，医師と相談し，Aさんの今後の暮らしを支援するために病院の医療ソーシャルワーカーに連絡することにしました．

このように，一緒に働いている者同士が患者への思いを共有すると連携がスムーズになります．

各職種は，その職能団体がつくった倫理綱領をもっており，その教育を受けています．倫理綱領には，その職種の社会的使命や役割が書かれていますので，根本に立ち返れば，どの職種にも共通する，「当事者中心に」「当事者の幸福を願う」という考え方があります．治療とケアの対象となる当事者への思い，あるいは目標を共有することがチーム医療や多職種連携につながっていきます．

2 多職種間のコミュニケーション

近年，看護師が病院や地域で看護実践を行うとき，「多職種で連携・協働してチーム医療を促進しましょう」「患者の退院に向けて，他施設と連携する必要があります」のように，多職種，多施設との連携や協働という言葉を当たり前に使うようになっています．その実際はどうでしょうか．

ある看護師は，「連携って，患者の情報を共有することでしょう．うちの職場は電子カルテで患者の情報を一元化しているので，連携しています」と言います．電子カルテで患者情報を一元化して管理するというシステムは，どの職種でも必要に応じて患者の情報にアクセスできるということであり，チーム医療を推進するシステムです．しかし，電子カルテに患者の情報を書き込んでも，他の職種がその情報を見なければ伝わりません．見ないほうが悪い，と片づけられるものでもありません．一人ひとりの電子カルテを開いたり，いろいろな専門職の記録のすべてに目を通したりするための時間がとれなかったり，見ようと思ったときにパソコンが空いていなかったりするのではないでしょうか．電子カルテは情報の宝庫でありながら，活用しきれていないのです．また，アセスメントツールやケアマニュアルが開発されていますが，それらを多職種で活用しているでしょうか．言い換えれば，システムやツールがあるだけでは多職種連携にはならないのです．

情報は多職種の日常的な直接的なコミュニケーションによって人から人に伝播し，広がっていきます．

例えば，「患者と家族が入院費のことでもめている」と電子カルテに記録されていました．これだけでは，入院費を誰が払うのかでもめているのか，入院費を払うお金がなくてもめているのか，患者と家族が入院費のことでもめていることが何に影響するのか，ことの詳細は伝わってきません．したがって，書きっぱなしになる可能性があります．でも，これを書いた看護師がこのことを伝えたい医療ソーシャルワーカーに直接話をすれば，次の展開に向けて動いていきます．「つい最近，患者の息子がリストラされて，家のローンもあるため入院費の支払いが滞っていて，患者は医事課の人から，『入院費の支払いの目途が立たなければ退院か転院になります』と通告されたそうです．患者はまだ回復途中なのですが『退院する』と言い出したので，『家族がお金は何とかするか

●倫理綱領
専門職団体が，専門職としての社会的責任，職業倫理を行動規範として明文化したもの．日本看護協会は「看護者の倫理綱領」を，日本医師会は「医の倫理綱領」を示している．

ら治しましょう』と言って，押し問答をしていました．それで，家族だけで解決するのは難しいのではないかと思い，医療ソーシャルワーカーに連絡したのです」これならば，医療ソーシャルワーカーが対応してくれそうです．電子カルテ上には「患者と家族が入院費のことでもめているので，医療ソーシャルワーカーに対応を依頼した」と書いておけば，この患者の情報を多職種で共有することができます．

電子カルテに情報を書き込むことでチーム医療や多職種連携が完結するのではありません．電子カルテは「患者の情報の概要を把握するための情報源」と捉えるとよいのではないでしょうか．大事な話は，face to face で直接伝えることが大切です．電子カルテでの情報不足は，詳しく話を聞くきっかけだと考えればよいのです．そして，顔を合わせて，話し合うことを日常化することが大切です．実際には，多職種によるナマのコミュニケーションこそが，多職種間をつなぐ連携のおおもとになっているのです．

③ 多職種カンファレンスの実施

ではコミュニケーションをとっていれば，連携できているといえるのでしょうか．専門職同士のコミュニケーションは，仲良し同士のおしゃべりや，上司からの命令という上意下達とは異なります．専門職同士が対等な関係で自由に意見を述べ合い，議論し，専門職としての意見を取りまとめることが必要です．

多職種で行うカンファレンスがよい例です．多職種カンファレンスは，多職種が異なる視点から情報収集したことについて情報交換します．カンファレンスの目的は，専門的立場から議論し，多職種が目指す目標について合意形成することです．患者の治療・ケア計画を立てるとき，困った課題が生じて対策を検討するとき，退院支援をするときなど多職種で集まってカンファレンスをします．カンファレンスはお互いの専門性や価値観を理解する場でもあります．この積み重ねが職種間のコミュニケーションを育み，連携の基盤になっていきます．形式的にカンファレンスを開催し，医師が治療方針を伝えるだけでは，連携にはなりません．

多職種で行うカンファレンスの目的で，もう１つ大切なことがあります．実際に行った多職種連携の実践を振り返ることです．患者が亡くなった後に「デスカンファレンス」をすることがありますが，退院後に多職種で行った退院支援を振り返るカンファレンスはあまり聞いたことがありません．看護職は，自分の看護実践を振り返る「リフレクション」について教育を受けています．ですから，看護職は自分の看護実践を振り返り実践知を蓄積しています．しかし，多職種で行ったチーム医療を多職種で振り返ることはほとんどありません．多職種で行った実践もリフレクションして，連携の実践知を蓄積していかなければなりません．多職種と連携して行ったチーム医療のどこがよかったのか，どこに課題があったのか，連携に変化があったとすれば，何が転機になったのでしょうか．それらを知るには，実際に連携に携わった多職種が集まって，自

●合意形成

話し合いを通して，意見がまとまっていない状態から，意見の一致をみた状態をつくり出すプロセス．合意を形成することは，関係者の満足を実現する活動である．

●デスカンファレンス

死後のカンファレンス．亡くなった患者のケアを振り返り，今後のケアの質を高めるために開催するカンファレンス．緩和ケア病棟，施設や在宅での看取りケア後にかかわったスタッフで行われる．

分たちの実践を振り返ることが必要です．忙しい職場でなかなかできないことかもしれません．しかし，自分たちの職場のチーム医療や多職種連携の質を上げるためには，多職種カンファレンスでリフレクションを行うことが不可欠なのです．

4 組織の力

多職種連携を行うのは，異なる専門職同士です．ですから，一人ひとりの専門職がもっている「連携力」が多職種連携を生み出します．そして，専門職が所属する組織がそれをバックアップして支えています．ある病院は，多職種連携によって行う「チーム医療」を理念に謳っています．ですから，多職種連携で行うチーム医療を推進する仕組みがたくさんあります．例えば，日常的に多職種カンファレンスが開催され，どの職種でも参加できる勉強会が開催されます．職種ごとの組織ではなく部局横断の組織になっています．このように管理者が多職種連携を促進する立場で組織運営しているところは，専門職それぞれが「連携力」を発揮しやすいのです．

2　チーム医療や多職種連携を培う専門職連携教育（IPE）

従来，チーム医療や多職種連携は，専門職が実践の中で経験的に身につけてきたものでした．看護師の教育は，看護教員と看護師である臨床指導者が行っていました．医師や薬剤師，理学療法士や作業療法士も同じです．各職種は自分の後輩を育てることに専念しており，他の職種の教育は視野に入っていませんでした．しかし，実践の場でチーム医療や多職種連携の必要性が高まり，多職種連携の実践力を身につける教育が生まれました．日本では15年ほど前から，専門職連携のための教育が専門職の教育に導入されるようになりました．それが，専門職連携教育（Interprofessional Education：IPE）です．

1 専門職連携教育（IPE）の特徴

IPEは，「複数の領域の専門職者が連携およびケアの質を改善するために，同じ場所でともに学び，お互いから学び合いながら，お互いのことを学ぶこと」[1]という教育です．つまり，教育の目的は連携によって行うケアの質を改善することです．異なる専門職を同じ場所に集めて，相互作用が起こるような場を設定することによって，他職種の専門性について学び合い，お互いを理解し合うことを促す教育方法です．Interprofessionalとは，異なる専門家が相互作用によって互いに学び合うことを意味しています．

IPEには，資格取得前の学生を対象とした教育と，資格を得た専門職を対象とする現任教育があります．

2　チーム医療や多職種連携を培う専門職連携教育（IPE）　　107

② 基礎教育（資格取得教育）における IPE

看護基礎教育で行う IPE は看護師の資格をもった教員が看護学生を教えるだけではありません．看護教員が，医学生や薬学生など，他の専門領域の学生の教育にもかかわります．逆に，他の専門領域の教員が看護学生にかかわることもあります．看護教員もまた他の専門領域の学生や教員と学び合うことになります．看護教育では，「患者の目標」という言葉を使いますが，理学療法士や作業療法士の教育では，「患者のゴール」という言葉を使っています．IPE は，異文化体験を伴う教育なのです．

IPE に取り組む保健・医療・福祉系の専門職養成校が増えています．2012 年に実施された調査[2]では，調査した保健・医療・福祉系大学の約 3 割が IPE を実施しており，実施していない大学の約 3 割がその準備を進めていました．今後，ますます IPE を導入する教育機関が増えてきます．

その理由に，医師や薬剤師の教育のためにつくられたモデル・コア・カリキュラムに，チーム医療や多職種連携が位置づけられたことがあります．現在，検討されている看護学教育モデル・コア・カリキュラム[3]でもチーム医療や多職種連携が位置づけられています．ですから，看護基礎教育でも，IPE の具体的な教育方法を工夫し，さまざまな教育実践に取り組むようになります．また，地域医療の実践現場が，保健・医療・福祉系の学生を対象に実践的な IPE を行っています[4]．実践現場主導の IPE もさかんになることでしょう．

③ 現任教育で行う IPE

高齢社会を迎えた現在，これまで救命，延命，治療，社会復帰を前提としていた病院完結型医療は，自宅や地域の施設を利用しながらの生活を支える地域完結型へと移行しつつあります．看護師は病院から地域に出向き，地域のさまざまな人とネットワークをつくり，新しい働き方を創造しながら看護を提供することが求められています．多職種と連携・協働しながら地域包括ケアシステムを担う看護師を育成するうえで，今や IPE は不可欠です．前述のように多職種連携を学んだ専門職が実践現場に就職するようになります．現任教育では，基礎教育における IPE をふまえ，実践的な IPE が求められます．

医療安全を推進するためのチームステップス（Team STEPPS）[5]は，エビデンスに基づく定式化されたチームワーク研修プログラムを提供しています．また，埼玉協同病院では看護師が同一施設内の中堅職員を対象とした連携実践のための研修プログラムを開発し，病院の教育委員会が主催して研修を実施しています[6]．諏訪中央病院でも副看護部長が旗振り役となって多職種研修を継続しており，新人職員の研修も多職種で行っています[7-8]．このように看護師が先導して，施設内での多職種連携教育を独自で実施する施設がみられるようになってきました．これは，多職種との連携で看護師の専門性をより効果的に発揮する，それが患者

●Team STEPPS

Team STEPPS は Team Strategies and Tools to Enhance Performance and Patient Safety（医療のパフォーマンスと患者安全を高めるためにチームで取り組む戦略と方法）を意味し，もともとは米軍の医療スタッフのコミュニケーションスキルといわれている．①リーダーシップ，②状況モニタリング，③相互支援，④コミュニケーションの 4 つの技能を体得・実践することで，チームの能力を高め，医療安全を向上させる．

へのケア全体の質を効率的に高める，という発想の転換と捉えることができます．

3　専門職連携教育（IPE）に必要なファシリテーション

それでは，多職種連携における実践的なファシリテーションについて解説します．

1 ケース1：基礎教育（資格取得教育）におけるIPEのファシリテーション

看護学部と薬学部の学生を対象にIPEを実施したところ，看護学生からは「薬のことを勉強しなければ」という声が聞かれていました．事例を配布すると，看護の展開に必要な情報や知識と同じくらい，看護の実習のとき以上に，薬に関する情報を集めて知ろうとする姿がみられました．IPEを実施する中で，一緒に学ぶ相手の職種に関心をもち，相手の職種に関することを学ぼうとする姿勢が生まれました．IPEの効果の1つといえましょう．

一方で，学生は初めて出会う薬学生との学習を前に緊張した様子です．異なる専門職の学生同士が学習する場で，IPEの教育効果が上がるように，IPEにはファシリテータが必要です．ファシリテータは，看護教員の場合もありますが，他の専門分野の教員の場合，臨床現場の看護師や他の職種の場合もあります．

IPEに必要なファシリテータは，ファシリテーションの2つのポイントを踏襲することが基本です．1つは活動の内容はチームに任せること，もう1つは中立の立場で支援することです（2頁）．

①異なる学科の学生の意見が対立した場合

ファシリテータは学生同士の関係性を見守りながら，議論がかみ合うように促し，結果には口を出しません．例えば，理学療法学科の学生が「この患者の下肢機能の評価からみて，歩行は無理で，車いす生活がゴールだ」と主張すると，看護学生が「本人は歩けるようになろうとリハに励んでいるのだから，それじゃやる気がなくなってしまう」と言いました．異なる学科の学生同士で意見が対立しています．このようなとき，ファシリテータは，どうすればいいでしょうか．

ファシリテータは，理学療法学科の学生に，「身体機能評価をしているのですね．あなたが評価した結果をほかの学生さんにも提供しませんか」とか，看護学生にも「患者の立場から意見を言っているのですね．この患者さんは具体的にどのようなことをお話しなさったのですか」などと，それぞれの意見の根拠となる情報を共有するように促します．

理学療法学科の学生は計測した筋力や麻痺の程度を示すデータを示すでしょう．

看護学生は「この患者さんは，ご自宅で大切に育てている盆栽の手入れをすることを目標にリハに励んでいるんです，ご家族がいらしたときも盆栽の様子を気にしてお話ししています」と患者が自ら掲げた目標の理由を説明しました．

ファシリテータは，ほかのチームメンバーにも発言を促します．「ほかの学生さんは，2人の意見を聞いて，何か感じたことはありますか，ご自分の専門的なことでなくてもいいんですよ」などと自由な対話を促します．

作業方法学科の学生は「FIM っていう機能的自立度評価表があるんだけど，歩行・移動の項目は2点と低いんだよね．上肢を使った食事は7点で自立レベルなんだよね」

薬学生は「患者自身が目標をもってるっていいよね，大事にしてあげたいな」

社会福祉学科の学生は「ご家族との関係もいいみたいだね，機能的には難しいかもしれないけど，目標の実現に向けて何かできないかな？」

はじめは，理学療法学科の学生と看護学科の学生の対立した意見でしたが，チームメンバーは，患者の目標の実現に向けて，チームで第三の道を模索し始めています．このように，ファシリテータは，チームメンバー同士の対話が進むようなファシリテーションを心がけます．

②看護以外の学生への対応

基礎教育における IPE のファシリテータは，どの職種の学生も平等に扱います．例えば，ファシリテータの専門が看護の場合，看護以外の職種の考え方についてファシリテータ自身がよく知らないかもしれません．そのため，他の職種の学生の意見が偏っている，浅いと感じるかもしれません．そのような場合に，責めているような口調や意地悪な突っ込みに聞こえるような表現を避けて，学生同士が知らないことをはずかしがらずに口にできるように促さなければなりません．

③ファシリテータの存在感

基礎教育で行う IPE では，日常的に交流が少ない学生がチームを組みます．ですからはじめは，緊張して話が弾まず沈黙の時間が苦痛になる場合があります．学生同士の議論が始まらない場合は，アイスブレイクを取り入れて場を和やかにしたり，ファシリテータが進行したりする場合もあります．しかし，ファシリテータはいつまでも中心にいてはいけません．かかわりを少しずつ少なくしながら，わき役に回るときを判断する必要があります．基礎教育の IPE におけるファシリテーションのゴールは，学生チームでチーム活動ができるようになり，ファシリテータの存在感がなくなっていくことです．

ファシリテーションはチームの成果の質を高めるために，チームや個人に働きかけます．チーム活動における個人の成長もありますが，それは副産物です．しかし，教育は逆に個人の成長を目的としており，その

ための1つのツールとしてチームを活用します．教員は個々の能力の育成のために，個人やチームに働きかけます．チームワークのよいチームのほうが個人の能力が発揮されるため，チームに働きかけることも大切です．

つまり，**図1**に示すように，ファシリテーションと教育は，目的は異なりますが，個人やチームに働きかけるという働きかけの行為は同じです．もしIPEに参加した学生にとって，チーム活動による質の高い成果のほかに，個人の成長という副産物が得られるのであれば，ファシリテータと教員の役割はほぼ同じであるといえます．

ただし，教員は評価者でもありますので，チーム活動は教員の影響力に左右される可能性があります．そのため，教員がファシリテータをする場合は役割を混同せず，評価者ではない立場でかかわる必要があります．実習中は臨床の看護師にファシリテータの役割を担ってもらうほうが，学生はのびのびとチーム活動に参加できるかもしれません．

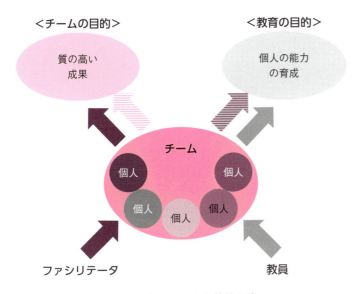

図1　ファシリテータと教員の違い

④チームに参加しようとしない学生へのかかわり

チーム医療や多職種連携への興味・関心や必要性に対する学生意識には差があります．そのため基礎教育では単位を取得するために仕方なく受講している，やる気のない学生もいます．そのような学生は，あまり発言しなかったり，自己学習してこなかったり，欠席したりします．なかには，椅子に斜めに腰かけたり，スマートホンを操作したりするなど，露骨に参加を拒否するような態度をとることもあります．

態度が気になる学生に対して教員は，評価者の立場で接するのではなく，ファシリテータとして，間接的にチームに働きかけることが1つの方法です．

そのようなチームへの参加態度が悪い学生であっても，自分の専門性に基づく意見はもっています．IPEの学習課題が患者の治療とケアに関する事例検討であれば，自分の専門的な知識や意見をもっていると思います．自分から発言しない場合は，ファシリテータよりも学生同士で，チームメンバーが促すほうが効果的です．言わないから言わせるということではなく，「事例について考えるために専門的な意見を聞きたい，だから話してほしい」と同じ学生から頼まれて話さない学生はいません．態度を責めるのではなく，発言を求め，発言内容を受け入れることがチームの成果につながります．この繰り返しにより，本人は望んでいなくても，チームメンバーとしての位置は確保されていきます．

チームに参加しようとしない学生がいると，チーム形成はスムーズにはいきませんが，そんなときこそ教員はファシリテータとしてチームに働きかけます．チームの成長を通して，必ず個々の学生は成長していきます．

⑤学生チームのリフレクション

異なる専門性を学ぶ学生チームでリフレクションするときにもファシリテーションが役立ちます．

リフレクションは事実（感情も含めて）を取り上げ，意味づけをします．リフレクションでは，自分が固執するものの見方ではなく，別の見方に気づくことが大切です．リフレクションは繰り返し行うことを重視していますので，気づきは変化していきます．

教育の場では，教育目標に照らし合わせてリフレクションする内容や意味づけを誘導しがちです．しかし，ファシリテータは，リフレクションを評価の対象にせず，学生自身の自己評価と本人の気づきを見守りたいものです．

学生の評価は教員の役割ですので，「教員は評価する人」という教員像を否定することはできません．しかし，「教育研修型ファシリテーション」（4頁）を活用して，IPEを教員と学生による「対等で異なる立場からの共同作業（協働）」と捉えて，学生の主体性を育てることを重視したかかわりを行うことはできます．

学生チームのリフレクションをするときには，IPEのねらいである「チームの成果を求める学習課題」から解放されることが必要です．ファシリテータは，「お疲れさまでした．IPEのチーム活動は終了です．休憩時間をとって気分を変えてから，次の時間はみんなでリフレクションをしましょう」と声をかけておきます．リフレクションを開始するときには，「これからは学習課題や評価とは違い，今回のチーム活動を振り返って，いろいろな気づきを発見する時間です」とリフレクションの説明をします．「IPEに参加してみて，どんなことが印象に残っていますか，どんな感想がありますか」など，具体的なエピソードやそのときの学生の気持ちを話してもらいます．「このチームはどんなチームでしたか，あなたはチームでどんな役割を果たしましたか」などチーム活動に参加

したによる気づきが得られるような問いかけもしましょう.

2 ケース2：現任教育における IPE のファシリテーション

現任教育における IPE は，主に院内研修と地域で行う多職種連携研修の2つがあります.

院内研修では教育委員会などの組織が主催となり，自分たちで研修計画を立てて進めていきます．地域で行う多職種連携研修では，外部講師を招いて他機関の人と一緒に研修を企画する場合もあれば，看護協会のような団体が提供する研修に受講者側として参加することもあります．どちらもグループワークをするときに，各グループにファシリテータがつく場合が多いようです．ファシリテータが単なるグループの見守り役やアドバイザーにならないように，ファシリテータの教育が必要です．ファシリテータ自身の学ぶ姿勢と，そこでの気づきを自分の学びとして修得する姿勢が重要です.

① IPE のファシリテータとしての職種理解

基礎教育，現任教育のいずれにおいても，ファシリテータとしてかかわるチームには，ファシリテータとは異なる専門職について学ぶ学生，あるいは専門職がメンバーとして参加しています．ファシリテータ自身が多職種を十分に理解していないことも珍しくはありません．また，これまでの経験から偏った職種理解をしている場合もあります．IPE への参加は，学生や専門職を通してファシリテータ自身も多職種について学ぶ機会になります.

他の職種を理解するということは，他の職種の言動の特徴や価値観を理解することです．自身が他の職種について正しい見識をもつことにより，議論がかみ合わない原因を予測できたり，メンバーが安心して発言できる雰囲気をつくることができるようになったりします.

このような場は，他の職種から看護師がどのように理解されているのかを知る機会にもなります．他の職種の目を通して，看護師や看護について新しい気づきが得られることもありますし，他の職種に，看護についての正しい見識をもってもらう機会にもなります.

② チームのプロセスに合わせたファシリテーション

チーム活動を初期（開始）・中期・後期（解散まで）に分けて，ファシリテーションの違いについて考えてみます.

初期はチーム活動を開始して間もない時期です．お互いに探り合い，自分の立場を見定めようとしています．なんとなく居心地が悪く，緊張や不安を感じている人もいますので，お互いに安心して信頼して話せる関係がつくられるように，時間をかけてチーム形成をしていきます．対等な関係の素地は初期につくられますので，ファシリテータはメンバー間に力関係や偏見などがないか関係性を観察します．偏りがみられた場合は，ルールをつくったり，着席の場所を変更したり，自己紹介によっ

3 専門職連携教育（IPE）に必要なファシリテーション　**113**

て意外な一面を発見する機会をつくるなど，対等な関係性が保証されるように配慮します．

　中期になると，チーム活動に慣れが生じて中だるみをする場合があります．「言わなくてもわかるよね」という雰囲気によって言葉が省略されるようになり，「わかっているはず」と過剰な期待をして，「何でやってくれないの」と期待はずれな行動をする他者を責める気持ちに陥ったりします．また，わかっていないのに「今さらこんなこと聞けない」と思い込み，コミュニケーションの質が悪くなることもあります．ファシリテータは，言葉足らずになっていることや，わかっていないことはまだたくさんあることにメンバー自身が気づくことができるように促します．

③チーム活動のリフレクションをファシリテートする

　チーム活動の後期はチームの目標に到達し，チームを解散する時期です．チームを解散する前に，ファシリテータは，個人のリフレクションだけではなく「チームでチームをリフレクションする」ように促します．チームでチームをリフレクションすることによって，チーム活動がどのように進んできたかを理解することができます．チームのリフレクションでは，対話をしながら「どんなチームだった」と感じているかをお互いに分かち合えるように促します．チーム活動の中でわいてきた感情を分かち合い，チーム活動への満足感・不全感を共有します．感情の流れを振り返ることに慣れていない人が多いので，難しく感じるかもしれませんが，自分の感じたことを素直に伝えることから始めてください．対話の中からチームの知を見出し，気持ちよくチーム活動を収束し，次のチーム活動の準備をします．

4　多職種連携におけるファシリテーション

1 専門職連携実践（IPW）の構造

　チーム医療や多職種連携を IPE の定義のように，「Interprofessional」という概念で整理した「専門職連携実践（Interprofessional Work：IPW）」は「複数の領域の専門職者（住民や当事者も含む）が，それぞれの技術と知識を提供し合い，相互に作用しつつ，共通の目標と達成を患者とともに目指す協働した活動」と定義されています[9]．

　IPW の実践をよく観察すると**図2**に示すように二重構造になっていることがわかります．内側に患者の問題解決のプロセスを示しました．そしてそれに伴って発展する専門職のチーム活動のプロセスを外側に重ねました．この2つが相互に影響しながら一体的に変化していくプロセスが IPW の構造になっています．患者に関する問題の発生に始まり，状況の把握，目標・計画立案，実施，評価という流れが問題解決のプロセスです．これは看護過程と同じです．この問題解決のプロセスに合わ

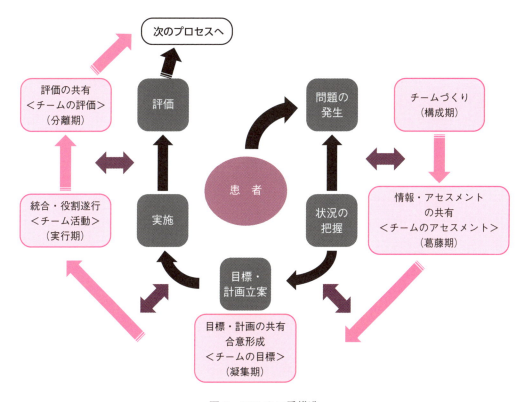

図2　IPWの二重構造
(埼玉県立大学 編：IPWを学ぶ―利用者中心の保健医療福祉連携．中央法規出版，p31，2009より改変)

せて，チーム活動も開始されます．問題を解決するために必要な多職種メンバーによるチームがつくられ（構成期），情報・アセスメントが共有されます．情報をどのようにアセスメントするかという段階では，それぞれの専門性の解釈がぶつかり合うことがあります（葛藤期）．お互いの努力により葛藤を解消して合意形成し，目標・計画が共有されます（凝集期）．そして，専門職はその役割を遂行し，ケアは統合されて利用者に提供されます（実行期）．行ったチーム活動の評価を共有し，問題が解決すればチームは解散します（分離期）．問題が解決しなかったり新たな課題が発生したりする場合は，同様のプロセスを繰り返します．

　組織・機関・地域はこの二重構造の外側にあり，患者の問題解決やチーム形成に影響を与えています．時には組織・機関の風土，地域性や社会通念，社会制度などがIPWの阻害要因になることがあります．そのため，必要があれば組織・機関・地域に働きかけ，変化を促します．

　IPWでは，複雑な問題ほどファシリテータを必要としています．複雑な問題を整理し，お互いに問題や目標を理解して納得できるようにするためには，根気強く話し合いを続ける必要があります．ファシリテータがチーム活動のプロセスを鳥瞰的に見ながら問題を整理する方法を提示し，対話を促し，士気が維持されるように環境を整えることにより，信頼関係がつくられていきます．ファシリテータがいないと，時間の経

過とともにチームはバラバラになってしまう可能性があります.

2 IPW コンピテンシー

　IPW コンピテンシーについて,筆者らは「保健医療福祉の専門職が IPW を実施するために有する根源的・包括的な能力であり,具体的な環境や状況によって変化する個人の行動特性」と定義しています[10].具体的には,表1に示すように,「パートナーシップ」「コミュニケーション」「リフレクション」「コーディネーション」「リーダーシップ」「マネジメント」「ファシリテーション」の7つの能力です.これらは相互に関係し合っています.チーム活動を促進させるファシリテーションは,コミュニケーションとともにほかのコンピテンシーを向上させるために必須の能力です.

表1　IPW コンピテンシー

コンピテンシー	意味
パートナーシップ	すべてのパートナーの積極的な参加と合意をもとに進む流動的な過程を通して,患者中心の目標を追求するもの[11]
コミュニケーション	協働的パートナーシップの基礎
リフレクション	省察,振り返り,経験から学ぶ1つの力
コーディネーション	調整
リーダーシップ	メンバーを活かすためのスキル
マネジメント	限られた資源で最大限の成果を生み出す効率のよい運営を目指した一連の取り組み
ファシリテーション	集団による知的相互作用を促進する働き

3 ケース3：IPW を促進するファシリテータ

　IPW コンピテンシーは,専門職であれば誰もがもっていてほしい能力ですので,ファシリテーションについてもどの専門職にももっていてほしいものです.しかし,誰もが常にファシリテータになっているわけではありません.患者を受け持つ多職種のチームメンバーの能力差によって,あるいは,現在の患者に生じている問題によって,ファシリテータが代わることがあります.臨機応変な対応ができるメンバーを有していることが IPW の質を左右します.

①歩行機能の評価カンファレンスにおけるファシリテータ

　回復期リハビリテーション病棟に,脳梗塞で左片麻痺がある70歳の女性が入院しています.理学療法士が,この患者の歩行レベル

を検討したいと多職種カンファレンスを招集しました．メンバーは医師，理学療法士，作業療法士，医療ソーシャルワーカー，看護師，介護福祉士です．理学療法士が「現在，見守り歩行のレベルですが，ほとんど自立して歩行できるようになっているので，歩行自立のレベルに上げたい」と提案しました．リハのときの様子を理学療法士が説明しています．理学療法士が司会進行して，多職種からの意見を求めています．介護福祉士は「患者は病棟ではベッドに寝ていることが多く，歩行レベルを上げてもあまり変わらないのではないか」と発言しました．看護師は「高齢で視力や聴力が低下しており，もしもの転倒が気になる」と話しました．医療ソーシャルワーカーは，「歩行自立にして退院を考えよう」と話しました．それぞれの意見がかみ合わずにいたとき，書記をしていた作業療法士は，「どなたか，歩行について，この患者さんのご要望を知っていますか」と投げかけたり，医師に「何も発言がありませんが，どうお考えですか」と発言を求めました．

　この多職種カンファレンスの場面は，カンファレンスを招集し，司会進行していた理学療法士がリーダーシップをとって**図2**の問題解決プロセスを動かしています．チームメンバーの状況をよく観察していた作業療法士が，チームプロセスを動かそうとファシリテータの役割を果たした事例といえそうです．

② 2つの病棟チームと在宅メンバーを動かした看護師長

　在宅で2人暮らしの高齢者夫婦が，それぞれ別々の病棟に入院しています．妻に認知症があり，夫が介護者です．妻は退院の時期になりましたが，夫に前立腺がんがあり，治療はまだ続きます．したがって「妻1人で退院することができない」という問題が発生しました．そこで，妻の病棟の看護師長が2つの病棟でご夫婦の担当になっている多職種メンバーを集めてカンファレンスを開催しました．そこでの話し合いの結果，妻の介護保険を担当しているケアマネジャーに声をかけて，在宅メンバーも含めた退院カンファレンスをすることになりました．

　その結果，在宅の介護保険サービスの準備をし，2人の退院日を同じにして，退院が実現しました．この事例では，妻と夫が入院しているそれぞれの病棟でチームが機能していました．その2つが1つのチームになり，さらに在宅メンバーを組織して問題解決をはかりました．妻の病棟の看護師長のリーダーシップやマネジメント力，コーディネーション

力，ファシリテーション力が高かったと思われます．また，夫の病棟では，主任看護師が自分の病棟のチームメンバーをよく観察してファシリテータの役割を果たしていました．時には妻の病棟に出向き，妻の様子を観察したり，妻の病棟の看護師長と情報交換をよくしていました．この2人がこのチームのファシリテータになって図2の二重構造を動かしていたのだと思われます．

4 ケース4：機関外のファシリテータが促進するIPWの例

機関外のファシリテータが施設内のIPWを支援することもあります．ユニ・チャームメンリッケ株式会社では，TENA（テーナ）アドバイザーを育成し，排泄ケアが業務ではなくコンチネンスケアになるように施設内に設置したCST（continence support team，コンチネンスサポートチーム）を支援しています[12]．

コンチネンス（continence）とは，排尿や排便が正常の状態を表しています．脳血管疾患の後遺症や認知症による失禁，尿もれ・便もれ，オムツの着用，排泄ケアを受ける側が羞恥心を抱くことはある程度は仕方がないとあきらめず，最適なケアを提供することを目指すのがコンチネンスケアです．

CSTの役割は，コンチネンスケアの標準化・定着浸透を推進する院内のプロジェクトチームです．CSTは，定例会議を開催し，看護部長や責任者に定期的に活動報告をします．そして，スタッフに対してコンサルテーションや支援を行います．メンバーの多くは看護師や介護福祉士ですが，医師，理学療法士，作業療法士，栄養士がメンバーになることもあります．地域のいくつかの病院や福祉施設が共同してCSTを組織し，地域のコンチネンスケアに取組んでいる例もあります．自宅で介護を受けている高齢者は急性疾患で入院したり，介護老人保健施設に入所したりすることがあります．このような移動に伴う弊害の1つに排泄ケアが継続しないことがあります．オムツを使うようになったり，失禁状態になってしまうこともあります．このようなリロケーションダメージによる排泄ケアの質低下を起こさないように，その人に合った質の高い排泄ケアが継続できるように地域のCSTは機能しています．

TENAアドバイザーはCST開始時・計画立案時・課題解決時の支援，個別アセスメント・製品選択・交換方法などCSTメンバーへのトレーニング，コンチネンスケアに関する情報・ツールの提供などを行っています．まず，オムツの交換回数を適正化するために，オリジナルのツールを用いてケア手順を標準化します．基本ケアのパターンと個別性の高いケースについて検討します．そして，製品を選択し，製品特性を活かしたオムツのあて方を周知し，交換のタイミングを設定します．このような活動は，図2に示したIPWの二重構造の内側，患者の排泄に関する問題解決プロセスに対する外部からの支援といえます．一方，TENAアドバイザーはCSTの活動目標の設定と計画立案，およびCSTメンバーが活動を継続できるように委員会の開催や活動の広報などについて

●TENA

TENAはスウェーデンで生まれた排泄ケア用品のブランド．個別排泄ケアの考え方に基づき，1日6〜7回必要だった交換回数を，平均3.5回まで大幅に削減し，患者の良質な睡眠確保と介護者の負担を軽減するケアを提唱している．

●リロケーションダメージ

住環境が急激に変化することで，精神的，肉体的に負担がかかること．年齢に関係なく表れるが，高齢者では特に注意が必要である．

CSTをサポートします．これは**図2**に示したチーム形成プロセスに対する働きかけです．CSTというチームを外部のファシリテータがファシリテーションしているといえます．

TENAアドバイザーは，最初は各病棟・ユニットで，半年後には病院・施設全体で実践され，2年後には地域へとコンチネンスケアが発展していくようにかかわっています．院内・施設内，地域へ発展させていくのは，転棟・転院，退院，退所によってケアが途切れることなく，ケアの質が維持されることを目的としています．

TENAアドバイザーはすでに確立している方法を提供しますが，その使い方はCSTが施設の特徴に合わせて検討できるように相談にのりながら，CSTが機能するように支援しています．アドバイザーという名称ではありますが，ファシリテータの役割を併せもっているといえます．

■ 引用文献

1) 埼玉県立大学 編：IPWを学ぶ—利用者中心の保健医療福祉連携．中央法規出版，p13，2009．
2) 小河祥子，他：専門職連携教育プログラムの導入・実施状況と問題・課題．第5回日本保健医療福祉連携教育学会学術集会，p45，2012．
3) 大学における看護系人材養成の在り方に関する検討会（平成28年度〜）看護学教育モデル・コア・カリキュラム策定ワーキンググループ（第1回）配付資料．
   http://www.mext.go.jp/b_menu/shingi/chousa/koutou/078/001/shiryo/1380964.htm（2017年8月8日閲覧）
4) 三浦早紀，小林 修，他：地域医療臨床現場での多職種間連携教育の取り組み．第50回日本理学療法学術大会抄録集（東京），2015．
5) 東京慈恵会医科大学附属病院看護部・医療安全管理部：ヒューマンエラー防止のためのSRAR/TeamSTEPPS—チームで共有！医療安全のコミュニケーションツール．日本看護協会出版会，2014．
6) 小野寺由美子，大塚眞理子，國澤尚子，他：専門職連携のための中堅職員研修プログラムの作成．保健医療福祉連携，7（1）：11-18，2014．
7) 山岸紀子：多職種参加で行う新人職員オリエンテーション研修—"支え合う，認め合う，共に育つ"チーム医療の基盤づくり．看護部長通信，13（1）：17-21，2016．
8) 長沢美智子：新人職員の多職種参加型医療安全研修の実際と学び．看護部長通信，13（1）：22-24，2016．
9) 前掲書1）．p13．
10) 國澤尚子，大塚眞理子，丸山 優，畔上光代：IPWコンピテンシー自己評価尺度の開発（第1報）—病院に勤務する中堅の専門職種への調査から．保健医療福祉連携，9（2）：141-156，2016．
11) ローリイ・N・ゴットリーブ，ナンシー・フィーリー，シンディー・ダルトン（吉本照子 監修・訳）：協働的パートナーシップによるケア—援助関係におけるバランス．エルゼビア・ジャパン，p26，2007．
12) TENAアドバイザーのミッション．
   http://www.ucm-inco.jp/recruit/job/（2017年8月19日閲覧）

索　引

●欧文

CPSI　27
CST　118
IPE　107
IPE の特徴　107
IPW　114
IPW コンピテンシー　116
IPW の二重構造　115
PM 型　29
Team STEPPS　108
TENA　118

●あ行

アドバイザー　3
言い換える　42
位置づけ　49
医療ソーシャルワーカー　104

●か行

拡大質問　35
過去質問　36
価値観　106
環境　50
カンファレンス　75
機関外のファシリテータ　118
きくスキル　35
起承転結型　51
基礎教育における IPE　108
基本スキル　34
教育研修型ファシリテーション　4, 112
議論　58
言語的コミュニケーション　46
研修　72
限定質問　35
現任教育で行う IPE　108
合意形成　66, 106
合意形成型ファシリテーション　5
肯定質問　36

行動的要素　13
コーディネーション　116
コミュニケーション　34, 116
コミュニケーションスキル　34
コンチネンスサポートチーム　118
コンテクスト　21, 99
コンテンツ　22
コンフリクト　15, 98

●さ行

時間設定　49
自己紹介　56
事前の案内　50
シミュレーション　55
社会的相互作用の循環過程　27
集団　2
集団規範　14
集団凝集性　14
承認　40
心理的要素　13
親和図　63
スケジュール　49
成人学習　5
専門職連携教育　107
専門職連携実践　114
専門性　106
相互依存関係　12
組織の力　107

●た行

ダイアログ　19
ダイアログとディスカッション　54
体験学習型　56, 67
対等で異なる立場からの共同作業（協働）　112
対話　19
多職種間のコミュニケーション　105
多職種カンファレンス　106
多職種連携　104

121

チーム医療　104
チーム活動　113
チーム形成　56
チームステップス　108
チームの条件　11
チームのプロセス　113
チームのルール　57
チーム・パフォーマンス　13
チームワーク　13
ディスカッション　58
デスカンファレンス　106
テュータ　3
テュートリアル　3
特性要因図　62
捉え直す　42

●は行
パートナーシップ　116
発散・収束型　53
話し合いのプロセス　50
反論　44
非言語的コミュニケーション　46
否定質問　36
ファシリテーション　2, 109, 116
ファシリテーションと教育　111
ファシリテータ　3, 34, 109
ファシリテータと教員の違い　111
ファシリテーター型リーダー　32
振り返り　67
プリセプター　3
ペイオフマトリクス　63

●ま行
マインドマップ　61
マネジメント　116
未来質問　36
メンバー　28
メンバー構成　50
メンバーシップ　28
目的　48
目標　48
目標の共有　11

モデル　70
モラール　14
問題解決型　54
問題解決型ファシリテーション　5, 34

●や行
役割の割り振り　12
予測　49

●ら行
リーダー　3, 28
リーダーシップ　28, 116
リフレーミング　44
リフレクション　106, 116
リロケーションダメージ　118
倫理綱領　105
連携力　107
ロールプレイ（役割演技）　55
ロジックツリー　63
論理的な話　58

●わ行
ワールドカフェ　55

看護現場ですぐに役立つ

ファシリテーションの秘訣
―カンファレンス，グループワーク，日常コミュニケーションの現状改善のために―

2017 年 9 月 25 日発行 　　　　　　　　　　　　　　　　　第 1 版第 1 刷 ⓒ

著　者　**國澤尚子**　**大塚眞理子**

発行者　**渡辺嘉之**

発行所　株式会社　**総合医学社**

　　　　〒101-0061　東京都千代田区三崎町 1-1-4　　電話 03-3219-2920　FAX 03-3219-0410
　　　　URL：http://www.sogo-igaku.co.jp

Printed in Japan 　　　　　　　　　　　　　　　　　　　　　　　シナノ印刷株式会社
ISBN978-4-88378-655-8

・本書に掲載する著作物の複製権・翻訳権・上映権・譲渡権・公衆送信権（送信可能化権を含む）は株式会社総合
　医学社が保有します．
・ JCOPY ＜（社）出版者著作権管理機構 委託出版物＞
　本書を無断で複製する行為（コピー，スキャン，デジタルデータ化など）は，「私的使用のための複製」など著
　作権法上の限られた例外を除き禁じられています．大学，病院，企業などにおいて，業務上使用する目的（診療，
　研究活動を含む）で上記の行為を行うことは，その使用範囲が内部的であっても，私的利用には該当せず，違法
　です．また私的使用に該当する場合であっても，代行業者等の第三者に依頼して上記の行為を行うことは違法と
　なります．複写される場合は，そのつど事前に， JCOPY （社）出版者著作権管理機構（電話　03-3513-
　6969，FAX　03-3513-6979，e-mail：info@jcopy.or.jp）の許諾を得てください．